MW01156986

Los Secretos Sexuales

En este libro aprenderás a

Tener orgasmos múltiples sin perder la erección

Experimentar orgasmos más largos e intensos en todo el cuerpo

Utilizar la energía sexual para mejorar tu salud general

Aumentar tu energía sexual y vitalidad

Reconocer las señales de deseo de tu compañera

Ayudar a tu compañera a hacerse multiorgásmica

Dominar las técnicas que la satisfarán completamente

Utilizar la sexualidad para profundizar en la espiritualidad

Hacer el sexo más seguro

Acabar con la eyaculación precoz

Superar la impotencia

Aumentar el tamaño y la fuerza del pene

Aumentar tu cantidad de esperma

Prevenir y aliviar los problemas de próstata

Aumentar la fuerza sexual en la madurez y la vejez

Mantener viva la pasión dentro de la relación mientras envejecéis juntos

El Hombre Multiorgásmico

EL

Secretos sexuales

HOMBRE

que todo hombre

MULTI-

debería conocer

ORGÁSMICO

Mantak Chia

Douglas Abrams

Neo Person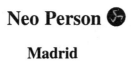

Madrid

Primera edición: mayo 1997
Undécima edicion: junio 2002

Título original: *The Multiorgasmic Man*

Traducción: Miguel Iribarren

© Mantak Chia & Douglas Abrams, 1996

De la presente edición en castellano:
© Neo Person Ediciones, 2000
   Alquimia, 6
   28933 Móstoles (Madrid) - España
   Tels.: 91 614 53 46 - 91 614 58 49
   E-mail: alfaomega@sew.es - www.alfaomegadistribución.com

Depósito legal: M. 21.337-2002
ISBN: 84-88066-54-6
Impreso en España por: Artes Gráficas COFÁS, S.A.

Para nuestros hijos, Max y Jesse.

Agradecimientos
Introducción

AVISO *Este no es simplemente otro libro más sobre sexo.* En nuestros días se habla tanto de sexo y hay tantas interpretaciones erróneas que es difícil distinguir lo que tiene valor y aplicación. Sin duda habrás visto publicidad de expertos y terapeutas sexuales que prometen hacer de ti el mejor amante del mundo, tener orgasmos que duren todo el día y alcanzar el éxtasis sexual... y todo ello sin hacer nada especial. Como este libro se basa en una tradición que cuenta con más de tres mil años de experiencias sexuales reales, los autores son muy conscientes de los esfuerzos que implica (por muy placenteros que sean) cambiar la propia vida sexual. Aprender los secretos sexuales es una cosa y usarlos otra muy distinta. Las técnicas que presenta este libro han sido probadas y refinadas por incontables amantes a lo largo de miles de años en el laboratorio de la vida real. Hemos tratado de presentarlos de la forma más clara y simple posible, pero la única forma de beneficiarse realmente de ellos es ponerlos en práctica.

Los ejercicios son muy poderosos. Las técnicas descritas en este libro pueden mejorar profundamente tu salud y tu sexualidad. Sin embargo, no ofrecemos ningún diagnóstico ni sugerimos ninguna medicación. Las personas que tienen la presión alta, enfermedades de corazón o debilidad general deben tener cuidado con estas prácticas. Si tienes algún tipo de cuadro clínico debes consultar a tu médico antes de practicar. Si tienes preguntas o dificultades relativas a las prácticas, debes ponerte en contacto con un instructor del Tao Sanador de tu área (ver apéndice: «Libros e instructores del Tao Sanador»).

Queremos dar las gracias a todos los hombres y mujeres multiorgásmicos de todo el mundo que han contribuido a este libro con las descripciones sinceras de sus experiencias y prácticas sexuales. Las citas
reproducidas en este libro han sido tomadas directamente de entre-
vistas y cuestionarios, adaptándolas ligeramente para hacerlas más
asequibles. Nos gustaría agradecer de manera especial a los expertos
instructores del Tao Sanador que han contribuido a este libro con su
sabiduría, su experiencia, su humor y su amistad: Michael Winn,
Marcia Kerwit, B. J. Santerre, Mashiro Ouchi, Angela Shen, Louis
Shen, Walter Beckley, Stefan Siefrist, y Karl Danskin, así como
muchos otros que han trabajado a lo largo de los años para simplifi-
car y perfeccionar las técnicas aquí ofrecidas. También queremos
mostrar nuestro agradecimiento a los sexólogos cuyo trabajo pionero
ha ampliado nuestra comprensión de los orgasmos múltiples y del
placer sexual humano, en especial a William Hartman y Marilyn
Fithian, Bernie Zilbergeld, Marion Dunn, Alan y Donna Brauer,
Beverly Whipple, Alice Kahn Ladis, John Perry, Lonnie Barbach,
Barbara Keesling, y por supuesto a Alfred Kinsley y William
Masters, así como a Virginia Johnson. Además, nos gustaría dar las
gracias a los numerosos eruditos y estudiantes de taoísmo que han
contribuido a ampliar nuestros conocimientos del «*kung fu sexual*»,
incluyendo a Douglas Wile, cuyo magistral libro *Art of the bedcham-
ber* ha servido como referencia a buen número de las citas de este
libro.

Nuestro agradecimiento también para nuestra genial agente,
Heide Lange, cuya experiencia, intuición y calidez han sido una ina-
gotable fuente de ánimo durante la elaboración del libro, y para nuestro excelente editor, John Loudon, que creyó en el libro y ayudó a ela-
borarlo desde el principio. Asimismo queremos expresar nuestro
reconocimiento al resto de los miembros de la editorial, que han ayudado a dar forma y han cuidado del libro durante el proceso de publicación y distribución, en especial a Karen Levine, Joel Fotinos,
Rosana Francescato, Carl Walesa, Ralph Fowler, Laura Beers y Peter
Evers.

Nos gustaría dar las gracias de manera especial a nuestras compañeras en la vida y coautoras, Maneewan Chia y Rachel Carlton Arava, que nos han enseñado el secreto real y el verdadero significado del Tao.

A lo largo de más de tres mil años, los chinos han reconocido que los hombres pueden alcanzar múltiples orgasmos retrasando e incluso reteniendo la eyaculación. Esto es posible debido a que el orgasmo y la eyaculación son dos procesos físicos diferentes, a pesar de haber sido equiparados en Occidente durante largo tiempo. Los antiguos chinos, aunque menos precisos que los investigadores sexuales modernos, registraron sus descubrimientos en detalle para las futuras generaciones de buscadores sexuales y espirituales.[1]

En Occidente, Alfred Kinsey, pionero de la investigación sexual, no informó de descubrimientos similares hasta 1940.[2] Sin embargo, varias décadas más tarde y después de que sus hipótesis hayan sido probadas repetidamente en laboratorio, la mayoría de los hombres siguen desconociendo su potencial multiorgásmico. Sin este conocimiento y sin una técnica clara, los hombres son incapaces de sentir la diferencia entre el crescendo del orgasmo y el *estallido* de la eyaculación. La sexualidad masculina occidental sigue estando erróneamente centrada en el objetivo, inevitablemente decepcionante, de la eyaculación en lugar de en el proceso orgásmico de hacer el amor. *El hombre multiorgásmico* enseña a los hombres a separar el orgasmo de la eyaculación en sus propios cuerpos, permitiéndoles transformar la liberación momentánea que supone la eyaculación en innumerables cumbres orgásmicas en todo el cuerpo. En palabras de un hombre multiorgásmico: «En el tipo de eyaculación normal de cada día el placer se acaba enseguida. Pero no es así con los orgasmos múltiples. El placer generado por ellos permanece conmigo durante todo el día. Y este placer tampoco parece tener una cumbre final. Además esta práctica tiene la ventaja añadida de proporcionarme energía extra, por lo que nunca me encuentro cansado. Ahora puedo tener todo el sexo que quiero y puedo controlarlo en lugar de que él me controle a mí. ¿Qué más puede pedir un hombre?».

El hombre multiorgásmico también enseña a los hombres a satisfacer el potencial multiorgásmico de sus compañeras. Un hombre multiorgásmico después de practicar las técnicas expuestas en este libro durante tres meses explicó su experiencia: «Básicamente, he dormido con tres mujeres desde que empecé a practicar estas técnicas y las tres me han dicho que la experiencia conmigo era lo mejor que habían conocido; me lo dijeron así, literalmente, estando en la cama: "Esto es lo mejor que he conocido"».

Las mujeres que lean *El hombre multiorgásmico* aprenderán secretos sobre la sexualidad masculina que pocas mujeres, e incluso pocos hombres, conocen. Las parejas que lo lean al mismo tiempo encontrarán niveles de éxtasis sexual y de satisfacción que muchas no habrían imaginado posibles. Como dijo un hombre multiorgásmico: «Nuestra sexualidad siempre ha sido buena, pero ahora es mucho más rica y equilibrada ya que ambos experimentamos muchas olas orgásmicas. Pero los orgasmos múltiples sólo son el principio de los profundos cambios que estas prácticas han supuesto para nuestra relación. Nuestro amor es ahora mucho más íntimo y profundo».

El hecho de que los hombres puedan tener múltiples orgasmos es tan sorprendente que a la mayoría nos cuesta creerlo. Debemos recordar que los orgasmos múltiples femeninos sólo han sido reconocidos y aceptados como «normales» a lo largo de los últimos cuarenta años. Lo que todavía resulta más sorprendente es el número de mujeres que se han hecho multiorgásmicas una vez que comprendieron que era posible. Desde los años cincuenta cuando Kinsey estudiaba la sexualidad femenina, el número de mujeres que experimentan orgasmos múltiples se ha triplicado, pasando del 14 al 50 por ciento.[3] En la década de los ochenta los sexólogos William Hartman y Marilyn Fithian descubrieron que el 12 por ciento de los hombres estudiados eran multiorgásmicos. Cuando los hombres reconozcan este potencial y aprendan algunas técnicas simples, un número cada vez mayor de ellos descubrirá que puede experimentar orgasmos múltiples.

En este libro hacemos referencia a las antiguas prácticas taoístas y a los conocimientos científicos más recientes para mostrarte cómo separar el orgasmo de la eyaculación, cómo experimentar orgasmos múltiples y cómo mejorar tu salud general. Originalmente, los taoístas eran un grupo de buscadores de la antigua China (alrededor del año 500 a. C.) que estaban muy interesados en la salud y en la sexualidad. Muchas de las técnicas que desarrollaron tienen más de dos mil años pero siguen siendo tan efectivas como entonces. Como las técnicas descritas en este libro fueron introducidas en Occidente hace quince años, ha habido una revolución silenciosa entre los hombres de la calle que las han probado y han descubierto que funcionan. En cualquier caso, nosotros creemos que la única prueba real es la que se hace en el propio cuerpo. Esperamos que te bases en tu propia experiencia para aceptar o rechazar la información aquí facilitada. Los orgasmos múltiples no son sólo para los adolescentes, los hombres mayores muy afortunados o los adeptos religiosos. Un vendedor de programas informáticos de treinta años, que se llama a sí mismo «neoyorquino cínico y estrecho», se dedicó una noche a realizar los ejercicios descritos en este libro y tuvo seis orgasmos: «Los orgasmos se fueron haciendo cada vez más potentes, uno detrás de otro. No se parecían a nada que hubiera experimentado antes. Pero lo más sorprendente es que había tenido un exceso de trabajo y me sentía enfermo. A la mañana siguiente me desperté sintiéndome rebosante de salud y con más energía que nunca». Según la sexualidad taoísta, experimentar orgasmos múltiples sin eyacular puede ayudar a los hombres a alcanzar su salud óptima e incluso, lo creas o no, a vivir más tiempo.

La sexualidad taoísta, también llamada «kung fu sexual», comenzó como una rama de la medicina china (*kung fu* significa literalmente «práctica», por tanto *kung fu sexual* significa simplemente «práctica sexual»). Los antiguos taoístas eran médicos y estaban tan preocupados por el bienestar físico como por la satisfacción sexual. El kung fu sexual ayuda a los hombres a incrementar su vitalidad y longevidad permitiéndoles evitar el cansancio y el desgaste que provoca la eyaculación e impidiendo, literalmente, que se *vayan* con su semilla.

En el capítulo 1, describimos las pruebas, tanto orientales como occidentales, de la existencia de orgasmos múltiples en los hombres. También comentamos las últimas investigaciones científicas que parecen confirmar la antigua comprensión taoísta de la importancia de tener orgasmos sin eyacular. Al informar sobre estos sorprendentes estudios, el *New York Times* concluyó: «Crear esperma es mucho más complicado de lo que los científicos se habían imaginado y exige el uso de unos recursos que de otra manera asegurarían la salud del hombre a largo plazo».[4]

Pero la teoría sin práctica no tiene valor. Por tanto en los capítulos 2 y 3 te damos las «prácticas en solitario» que puedes usar para desarrollar tu capacidad multiorgásmica, tengas pareja o no. Muchos hombres empiezan a experimentar orgasmos múltiples en una semana o dos, y la mayoría son capaces de dominar la técnica en un periodo de entre tres y seis meses.

Los capítulos 4 y 5 te enseñan la «práctica a dúo» que usarás para compartir el kung fu sexual con una compañera y para proporcionarle placer de formas que probablemente nunca imaginó posibles.

Las mujeres sacarán provecho de leer el libro completo, pero el capítulo 6 está escrito especialmente para ellas y explica por qué deben aprender a ayudar a sus compañeros —y a sí mismas— a alcanzar su potencial orgásmico.

El capítulo 7 está escrito para los hombres gay y describe las prácticas específicas que han de aprender para tener una vida sexual multiorgásmica sana.

El capítulo 8 está dirigido a resolver las inquietudes de los hombres con problemas sexuales, como eyaculación precoz, impotencia o infertilidad. La sexualidad taoísta ofrece formas completamente diferentes de pensar sobre estos problemas y de superarlos.

Finalmente, el capítulo 9 ofrece consejos para tener toda una vida de intimidad sexual extática. Comienza con una sección para los hombres mayores y de mediana edad que a menudo experimentan una disminución de su apetito sexual y de su potencia. Presentamos investigaciones sobre hombres multiorgásmicos que contradicen las creencias habituales de que la sexualidad alcanza su punto más elevado en la adolescencia y declina a partir de ese momento. Los taoístas siempre han sabido que si un hombre comprende la verdadera naturaleza de su sexualidad, no hará sino mejorar a medida que vaya madurando. Este capítulo también incluye una sección sobre cómo ayudar a nuestros hijos a desarrollar una vida sexual sana y saludable. ¡Si *nuestros* padres lo hubieran sabido!

China produjo los primeros manuales sexuales, los más completos y detallados. En *El hombre multiorgásmico* continuamos con esta larga tradición facilitando a los hombres y a sus parejas una guía práctica y directa para transformar su sexualidad. Aunque en el taoísmo la sexualidad y la espiritualidad no están separadas, nos damos cuenta de que algunos lectores están interesados exclusivamente en los consejos prácticos sobre sexualidad, mientras que otros querrán aprender más sobre la dimensión sagrada de la suya. Comenzamos con las técnicas básicas que todos los lectores necesitan para hacerse multiorgásmicos y añadimos, gradualmente, técnicas más sutiles para aquellos lectores interesados en utilizar la sexualidad como camino para mejorar su salud y profundizar en su espiritualidad.

Merece la pena mencionar que este no es un libro sobre taoísmo, ni como filosofía ni como religión (uno de los autores del libro, Mantak Chia, ha escrito más de diez libros que explican con todo detalle las enseñanzas prácticas de esta antigua tradición, a partir de la cual él desarrolló un sistema de salud muy abarcante llamado el Tao Sanador). En *El hombre multiorgásmico*, ofrecemos técnicas taoístas prácticas, confirmadas por estudios científicos, a los lectores que están buscando no un nuevo sistema religioso sino una experiencia más profunda de su propia sexualidad.

Esperamos que este libro encienda la chispa de nuevas investigaciones científicas dirigidas a confirmar o revisar la teoría y práctica aquí ofrecidas. Creemos que el tiempo del secretismo y el chauvinismo cultural ha pasado. Oriente y Occidente pueden compartir sus conocimientos para beneficio de todos los amantes modernos que buscan la plenitud sexual en esta era de confusión carnal.

CAPÍTULO UNO

Tienes la Prueba
en Tus Pantalones

Tal vez ya hayas experimentado los orgasmos múltiples. Aunque pueda parecer algo sorprendente, muchos hombres son multiorgásmicos antes de entrar en la adolescencia y empezar a eyacular. Las investigaciones de Kinsey sugirieron que más de la mitad de los muchachos preadolescentes podían tener su segundo orgasmo poco después del primero, y que casi un tercio podían tener hasta cinco orgasmos o más, uno detrás de otro. Esto llevó a Kinsey a afirmar que «se puede alcanzar el clímax sin eyaculación»..

Pero los orgasmos múltiples no están limitados a los preadolescentes. Kinsey continúa: «También hay hombres mayores, incluso de treinta años o más, que pueden igualar estos resultados». El Dr. Herant Katchadourian, en su libro *Fundamentals of human sexuality*, añade: «Algunos hombres pueden inhibir la emisión de semen al tiempo que experimentan las contracciones orgásmicas: en otras palabras, tienen orgasmos sin eyacular. Tales orgasmos no parecen estar seguidos por un periodo refractario [pérdida de erección], lo que permite a estos hombres tener orgasmos múltiples como las mujeres».

¿Por qué la mayoría de los hombres pierden la capacidad de ser multiorgásmicos? Posiblemente, para muchos de ellos la experiencia de la eyaculación es tan intensa que eclipsa la del orgasmo, haciendo que no puedan distinguir entre ambas. Un hombre multiorgásmico describió así su primera eyaculación: «Todavía lo recuerdo con claridad. Estaba teniendo un orgasmo, lo que era habitual, pero esta vez salió bruscamente de mí un chorro de líquido blanco. Creí morir. Juré a Dios que no volvería a masturbarme, propósito que duró más o menos un día». Como el orgasmo y la eyaculación ocurren a los pocos segundos uno de otro, es muy fácil confundirlos.[1] Para hacerte multiorgásmico, debes aprender (o quizá reaprender) a separar entre las distintas sensaciones de la excitación y a disfrutar del orgasmo sin traspasar la cima de la eyaculación. Entender que el orgasmo y la eyaculación son dos cosas diferentes te ayudará a distinguirlas en tu cuerpo.

Ondas Cerebrales y Reflejos

El orgasmo es una de las experiencias humanas más satisfactorias y, si alguna vez lo has disfrutado (casi todos los hombres lo han hecho), no necesitas que te lo defina. Pero no todos los orgasmos se originan de la misma forma. El orgasmo es ligeramente diferente para cada persona e incluso es distinto para la misma persona en momentos diferentes. A pesar de ello, los orgasmos masculinos comparten ciertas características comunes: movimientos corporales rítmicos, aumento del pulso, tensión muscular y, posteriormente, una repentina liberación de la tensión que incluye contracciones pélvicas. Además es muy placentero. Después de señalar que «el orgasmo es el peor entendido de los procesos sexuales», la tercera edición de *Smith's general urology* explica que el orgasmo incluye «contracciones rítmicas involuntarias del esfínter anal, hiperventilación [aumento del ritmo respiratorio], taquicardia [aumento del ritmo cardíaco] y una elevación de la presión sanguínea».

Los cambios descritos en estas definiciones se producen en todo el cuerpo. Sin embargo, durante mucho tiempo el orgasmo ha sido (y para muchos hombres sigue siendo) un asunto estrictamente genital. Wilhelm Reich, en su controvertido libro *La función del orgasmo,* fue el primer occidental en afirmar que el orgasmo afecta a todo el cuerpo y no sólo a los genitales.[2] En Oriente, los taoístas han sabido desde hace mucho tiempo que el orgasmo afecta a todo el cuerpo y desarrollaron técnicas para extender el placer orgásmico.

Actualmente, muchos investigadores dentro del campo de la sexualidad afirman que el orgasmo tiene mas que ver con el cerebro que con la fuerza muscular. La investigación de las ondas cerebrales está empezando a revelar que el orgasmo podría ocurrir fundamentalmente en ese órgano. El hecho de que se puedan tener orgasmos estando dormido (sin que medie contacto corporal) parece confirmar esta teoría, y el neurólogo Robert J. Heath de la Universidad Tulane ha presentado otras pruebas que también la apoyan: descubrió que la estimulación mediante electrodos de ciertas zonas cerebrales produce un placer sexual similar al producido por la estimulación física. A muchos terapeutas sexuales les gusta decir que el sexo ocurre en el cerebro. Hay cierta verdad en esta afirmación, particularmente cuando hablamos del orgasmo.

A diferencia del orgasmo, que es una experiencia cumbre a nivel físico y emocional, la eyaculación es un simple reflejo que ocurre en la base de la columna y da como resultado la expulsión del semen. Michael Winn, veterano instructor del Tao Sanador y coautor de *Secretos taoístas del amor: cultivando la energía sexual masculina*, explica: «Muchos hombres se quedan fríos ante la idea de un orgasmo sin eyaculación porque llevan mucho tiempo, a veces décadas, viviendo el sexo con eyaculación. Lo primero que tienen que hacer es desmitificar esta, ya que no es más que un espasmo muscular involuntario».

Con la práctica es posible aprender a experimentar el sentimiento cumbre del orgasmo sin activar el reflejo de la eyaculación. En los dos próximos capítulos explicaremos, paso a paso, cómo separar exactamente el orgasmo de la eyaculación y cómo extenderlo por todo el cuerpo. Pero comprobemos primero que los hombres, al igual que las mujeres, pueden tener orgasmos múltiples.

Las Pruebas

Probablemente las investigaciones más extensas realizadas en laboratorio sobre la capacidad multiorgásmica masculina sean las llevadas a cabo por William Hartman y Marylin Fithian. Estos investigadores

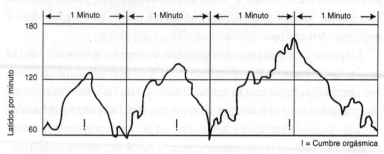

FIGURA 1. GRÁFICO DEL HOMBRE MULTIORGÁSMICO

hicieron pruebas a treinta y tres hombres que afirmaban ser multiorgásmicos, es decir, capaces de tener dos o más orgasmos sin perder la erección.

Así, mientras estos hombres mantenían relaciones sexuales con sus parejas en el laboratorio, Hartman y Fithian registraron su ritmo cardíaco, que es, a juicio de los investigadores, el mejor método para identificar los orgasmos. En reposo, el ritmo cardíaco masculino tiene una media de unas 70 pulsaciones por minuto; durante el orgasmo el ritmo casi se dobla, elevándose a 120 pulsaciones; y después del orgasmo, el corazón recupera el ritmo de reposo (ver figura 1). También midieron las contracciones pélvicas (más obvias en el movimiento de tensión involuntaria del ano), que coinciden con el aumento del ritmo cardíaco durante el orgasmo. Sus hallazgos fueron sorprendentes: los gráficos de excitación sexual de estos hombres eran idénticos a los de las mujeres multiorgásmicas.

Quizá los hombres y las mujeres sean más parecidos de lo que solemos pensar. Evolutivamente, esta similitud tiene sentido ya que los genitales masculinos y femeninos proceden del mismo tejido fetal. En su conocido libro *The G spot and other recent discoveries about human sexuality*, Alice Ladas, Beverly Whipple y John Perry, afirman que la sexualidad masculina y femenina son casi idénticas. Además de su conocido descubrimiento del «punto G» (del que hablaremos en el capítulo 4), también sugieren que los hombres pueden experimentar orgasmos múltiples, como las mujeres.

En la investigación dirigida por Hartman y Fithian, la media de orgasmos de los hombres multiorgásmicos fue de cuatro. Algunos tenían un mínimo de dos, y ¡uno de ellos llegó a tener hasta dieciséis!

En otro estudio llevado a cabo por Marion Dunn y Jan Trost, la mayoría de los hombres declaraban haber tenido entre dos y nueve orgasmos por sesión.[3]

Llegados a este punto, es importante mencionar que la sexualidad taoísta no se basa en llevar la cuenta de los orgasmos, sino que más bien trata de cultivar una sexualidad sana y satisfactoria. Así, puedes sentirte satisfecho con uno, con tres o con dieciséis orgasmos: *cultivar* la sexualidad significa profundizar en el placer corporal y aumentar la capacidad de intimar con tu pareja. Cada persona y cada experiencia sexual es diferente, por lo que el número «justo» de orgasmos dependerá del deseo que tú y tu compañera tengáis en ese momento. Cuando te hagas multiorgásmico, no tendrás que preocuparte por *durar* más tiempo o por cuántos orgasmos tiene tu compañera porque ambos podréis tener todos los orgasmos que queráis.

La Pequeña Muerte

Dado que los antiguos maestros taoístas eran también médicos estaban interesados en la sexualidad como parte de la salud general del cuerpo. En este sentido, practicaron el kung fu sexual porque descubrieron que la eyaculación agota la energía masculina. Probablemente ya habrás notado la pérdida de energía y la sensación general de cansancio que siguen a la eyaculación, lo que hace que tu cuerpo sólo quiera dormir aunque desees seguir atendiendo a las necesidades sexuales y emocionales de tu pareja. Un hombre multiorgásmico lo expresaba así: «Una vez que eyaculo, la almohada me atrae más que mi novia».

La imagen de la mujer insatisfecha cuyo amante eyacula, gruñe y se derrumba encima de ella es tan común que en nuestra cultura se ha convertido en un chiste, pero el cansancio que sienten los hombres después de la eyaculación es tan antiguo como el primer coito. Peng-Tze, consejero sexual del famoso Emperador Amarillo, dijo hace casi cinco mil años: «Después de eyacular, el hombre está cansado, le zumban los oídos, los ojos le pesan y desea dormir. Tiene sed y sus miembros están débiles y rígidos. Durante la eyaculación disfruta brevemente de las sensaciones pero después se queda exhausto durante muchas horas».

Los cuentos populares occidentales coinciden con los taoístas en cuanto a la importancia de conservar la energía sexual. Los deportistas, que conocen desde hace mucho tiempo la debilidad y el letargo que siguen a la eyaculación, se abstienen del contacto sexual la noche anterior a un «partido importante». Los artistas también han comprobado cómo la eyaculación afecta a su trabajo. El conocido músico de jazz, Miles Davis, lo explicaba en una entrevista publicada en la revista *Playboy*:

Davis: No puedes *correrte* y después pelear o tocar música. No se puede hacer. Cuando estoy a punto de *irme*, me *voy*. Pero lo que no hago es *irme* y después tocar.

Playboy: Explícalo en términos más sencillos.

Davis: Pregúntaselo a Mohammed Alí. Si se *va*, no puede pelear ni dos minutos. ¡Mierda, no podría ni conmigo!

Playboy: ¿Pelearías con Mohammed Alí en esas condiciones para demostrar tu afirmación?

Davis: Sí señor, sí que lo haría. Pero tiene que prometerme que va a follar primero. Si no folla, yo no peleo con él.

Cuando te corres das toda tu energía. Quiero decir que *¡la das toda!* Por eso, si follas antes de una sesión de jazz, ¿cómo vas a tener algo que dar cuando llegue el momento?

En esta entrevista Miles no es precisamente romántico, pero tampoco tergiversa las cosas. Él, uno de los mejores trompetistas del mundo, sabe que la eyaculación reduce su vigor y desluce su arte. Lo que desgraciadamente ignora, como la mayoría de los hombres, es que puede tener todo el contacto sexual que desee, incluso con orgasmos, antes de cualquier sesión de jazz; siempre que no eyacule. Eso podría incluso mejorar sus actuaciones.

Aunque los efectos de eyacular puedan ser más obvios para los músicos profesionales y boxeadores, en realidad todos los hombres experimentan el mismo agotamiento cuando eyaculan, o como suele decirse, *se van*. Esto es lo que dice un hombre multiorgásmico: «Cuando eyaculo lo noto mucho por la mañana. Me levanto arrastrando los pies y hacia el mediodía estoy cansado. Cuando tengo orgasmos múltiples sin eyacular, me despierto menos cansado y necesito dormir menos tiempo». Otro hombre que se estaba recuperando de una enfermedad crónica explicó: «Mi deseo sexual siempre ha sido muy intenso por lo que eyaculaba a menudo, una o dos veces al día, pero mi salud empeoraba con cada eyaculación porque perdía mucha energía». De hecho, es posible que al principio muchos jóvenes no noten esta sensación de agotamiento a menos que estén enfermos o realicen trabajos físicos pesados.

En Occidente, asumimos que la eyaculación es la culminación inevitable de la excitación masculina y el final del acto sexual. Pero en China hace mucho tiempo que los doctores vieron que lo que los franceses llaman «la petite mort» («la pequeña muerte» de la eyaculación) se convierte inevitablemente en una traición al placer masculino y supone una peligrosa reducción de la vitalidad.

DONJUANES, MONJES Y GUSANOS MULTIORGÁSMICOS

El 3 de diciembre de 1992 el *New York Times* informó en primera página de una sorprendente investigación científica que parece confirmar la antigua comprensión taoísta sobre los costes que la producción de esperma supone para el cuerpo masculino. El doctor Wayne Van Voorhies, de la Universidad de Arizona, comentó: «Estos resultados eran lo que menos me esperaba cuando empecé el experimento. Me sorprendieron tanto que los repasé cuatro veces para asegurarme de que eran correctos. Básicamente implican que no podemos seguir manteniendo muchas de nuestras nociones preconcebidas [sobre la sexualidad masculina]».[4]

El Dr. Van Voorhies estudia la vida de unos gusanos simples pero significativos llamados nematodos. Tal vez te preguntes: «¿Y qué es lo que los gusanos tienen que ver con mi sexualidad?». Bueno, los nematodos no son una variedad de gusanos común, como los del jardín. El Dr. Philip Anderson de la Universidad de Winconsin nos lo explica: «Los genes y los procesos bioquímicos de los nematodos son los mismos que los de los humanos y otros mamíferos». Los nematodos suelen sustituir a los sujetos humanos en los estudios científicos.

El Dr. Van Voorhies hizo pruebas con tres tipos de gusanos masculinos. Al primer grupo se le permitió aparearse a voluntad, lo que requería que produjeran esperma continuamente: como media, estos donjuanes sólo vivieron 8'1 días (en general, los nematodos tienen una vida breve). Al segundo grupo no se les permitió aparearse: estos gusanos *monásticos*, por así llamarlos, vivieron una media de 11'1 días. Pero lo realmente sorprendente es que los del tercer grupo, el de gusanos *multiorgásmicos* que no tenían que producir constantemente esperma aunque se les permitía aparearse a voluntad, vivieron cerca de 14 días; es decir, *¡más de un 50 por ciento más* que los que tenían que producir esperma continuamente!

El *Times* concluyó: «Este nuevo trabajo sugiere que la producción ininterrumpida de esperma les sale cara a los machos, quizá porque requiera el uso de complejos procesos bioquímicos y enzimáticos que producen desechos metabólicos dañinos». En el artículo incluso se llega a sugerir que «la diferencia en la longevidad de hombres y mujeres puede estar ligada a la producción de esperma. Como media, las mujeres viven seis años más que los hombres». También hay otras teorías que explican la diferencia en la esperanza de vida de hombres y mujeres en base a los distintos estilos de vida y a las diferencias hormonales. Pero lo que es muy cierto sobre la producción de esperma, acorte o no la vida, es que debilita la fuerza masculina.

Hace más de dos mil años (mucho antes de que se experimentase con nematodos) los taoístas describieron la importancia de no eyacular en el *Discurso del Tao más elevado bajo el cielo*: «Si el hombre tiene un coito sin derramar su semilla, su energía vital se fortalece. Si lo hace dos veces, su oído y su visión se aclaran. Si lo hace tres, todas sus enfermedades físicas desaparecerán. La cuarta vez empezará a sentir paz interior. La quinta, su sangre circulará con más vigor. La sexta, sus genitales se regenerarán. Cuando llegue a la séptima, sus muslos y su trasero serán firmes. La octava, su cuerpo irradiará salud. La novena, su longevidad se verá incrementada». Los antiguos textos suelen exagerar en sus exposiciones y no es nada probable que los beneficios reseñados ocurran siguiendo el orden cronológico descrito, sin embargo, queda claro que los taoístas han sabido desde hace mucho tiempo lo importante que es conservar el semen.

PROGENIE Y PLACER

Un examen simple de la aritmética implicada en la producción de esperma puede ayudarnos a explicar por qué la eyaculación puede resultar tan costosa para el cuerpo. Una eyaculación media contiene entre 50 y 250 millones de espermatozoides (en teoría, si cada uno de ellos fertilizara un óvulo, ¡de una a cinco eyaculaciones podrían repoblar todos los Estados Unidos!). Cada una de esas células espermáticas es capaz de crear la mitad de un nuevo y completo ser humano. Cualquier fábrica que produzca de 50 a 250 millones de productos necesita nuevos materiales y en este caso el material eres tú mismo. Aunque tu cuerpo produce una gran cantidad de esperma cada día, su valor no debe ser subestimado. Si tu cuerpo no necesita reabastecerse de esperma, según el Tao, esa energía podrá ser usada para fortalecer tu cuerpo y tu mente. En la práctica taoísta, esta energía se usa para mejorar la salud, la creatividad y facilitar el crecimiento espiritual.

Cada vez que eyaculas, tu cuerpo asume que se está preparando para crear una nueva vida. Según el Tao, todos tus órganos y glándulas dan lo mejor de su energía, la llamada *energía orgásmica*. En muchas especies, una vez que se ha dado esta energía, una vez que se ha perdido la semilla, el cuerpo del animal comienza a deteriorarse. Los salmones, por ejemplo, mueren poco después de depositar sus huevos. Cualquiera que haya practicado la jardinería sabe que las plantas mueren o reducen mucho su actividad después de dar la semilla, y que aquellas a las que se impide producir semillas viven más tiempo. En cualquier caso, nosotros, afortunadamente, no morimos después de eyacular; los taoístas saben que somos parte de la naturaleza y que debemos entender sus leyes.

Según *Sexual behaviour in the human male* (popularmente conocido como el informe Kinsey), el hombre tiene una media de cinco mil eyaculaciones durante su vida; y algunos hombres eyaculan muchas, muchas más veces. En el curso de su vida sexual, un solo hombre eyacula (incluyendo las veces en que se encierra en el cuarto de baño) un trillón de espermatozoides. Teniendo en cuenta que algunas de estas eyaculaciones tienen lugar estando con una mujer, las probabilidades que tiene de transmitir su código genético son muy elevadas. Por tanto no es necesario que la mayoría de las veces que hacemos el amor (no para procrear sino por placer) derramemos nuestra semilla y agotemos nuestro cuerpo. Si únicamente haces el amor cuando quieres concebir un niño, no necesitarás practicar el kung fu sexual, pero si, por el contrario, quieres tener una vida sexual multiorgásmica y saludable, sigue leyendo.

CAPÍTULO DOS

Conócete
a Ti Mismo

Explorar tu cuerpo y comprender tu ritmo de excitación es esencial para convertirte en un hombre multiorgásmico. De hecho, los mejores amantes son los que están atentos tanto a su propio deseo como al de su pareja. En el capítulo 4 hablaremos de cómo satisfacer el deseo de esta, pero primero debes aprender a satisfacer el tuyo. Por tanto vamos a comenzar por describir brevemente los factores básicos de tu anatomía sexual, tu energía, tu excitación, tu eyaculación y tu orgasmo. Después te proponemos algunas ideas que te permitirán explorar plenamente tu potencial para el placer.

Tu Cuerpo
EL PENE

Cuando piensan en su propia sexualidad, la mayoría de los hombres piensan en su pene. Es el lugar mágico donde empezar porque es la parte más obvia de nuestra anatomía sexual. Curiosamente, todavía hay mucho misterio y mucha falta de información sobre este órgano de apariencia tan simple. Para empezar, en el pene no hay huesos ni músculos; de hecho, este órgano está

formado principalmente por tejido esponjoso. Como no tiene músculos, no puedes trabajarlo como se trabaja un bíceps... una pena. Sin
embargo sus primeros centímetros se insertan dentro del cuerpo en el
músculo pubococcígeo (frecuentemente llamado músculo PC), el
cual, como más tarde explicaremos, podemos fortalecer para lograr
erecciones más fuertes, orgasmos más intensos y un mejor control
eyaculatorio.

Como a muchos hombres les preocupa el tamaño de su pene
(tanto que algunos incluso se someten a operaciones para aumentarlo), dediquemos unas líneas a comentar el tema. A lo largo de la historia humana los hombres han hecho muchos intentos de agrandar el
símbolo de su masculinidad, de tal forma que los taoístas incluso
tenían un método para ello que explicaremos en el capítulo 8. Pero la
verdad es que el tamaño de la erección es mucho menos importante
que su fuerza y el empleo que se hace de ella. Si practicas el kung fu
sexual, verás ampliamente confirmado el hecho de que eres «suficientemente hombre» para cualquier mujer. Si a pesar de todo te
sigue preocupando el tamaño de tu pene, antes de correr al quirófano
tómate un momento para leer la sección llamada «Por favor, doctor,
¿podría hacérmela un poco más grande: alargar el pene» en el capítulo 8.

LOS TESTÍCULOS

La mayoría de los hombres saben que el esperma se produce en
sus testículos y que la temperatura normal del cuerpo es demasiado
elevada para que este proceso pueda ocurrir (por eso, la ropa interior
excesivamente apretada, al mantener los testículos cerca del cuerpo,
puede hacer disminuir la cantidad de esperma). Sin embargo, cuando
el hombre se prepara para eyacular, los testículos son atraídos hacia
el cuerpo (una técnica antiquísima utilizada para posponer la eyaculación consiste en tirar de ellos, alejándolos de este).

El conducto deferente va desde los testículos hasta la glándula
prostática (ver figura 2). El esperma se traslada por este conducto
hasta su extremo superior, donde se mezcla con las secreciones de las
vesículas seminales y de la próstata inmediatamente antes de que se
produzca la eyaculación. Las secreciones de la próstata constituyen
aproximadamente un tercio del volumen del líquido eyaculado y son
las responsables de su color blanquecino. El esperma es sólo una

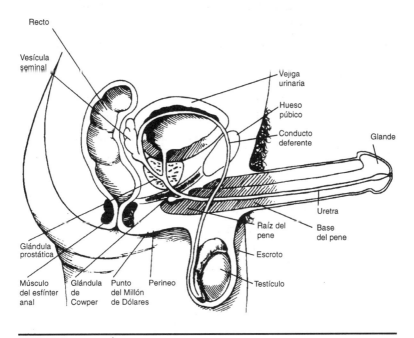

Recto

Vesícula
seminal

Vejiga
urinaria

Hueso
púbico

Conducto
deferente

Glande

Uretra

Raíz del
pene

Base
del pene

Glándula
prostática

Escroto

Músculo
del esfínter
anal

Glándula
de
Cowper

Punto
del Millón
de Dólares

Perineo

Testículo

FIGURA 2. ANATOMÍA SEXUAL MASCULINA

pequeña parte del fluido eyaculado, por lo que los hombres que se hacen la vasectomía eyaculan aproximadamente la misma cantidad de fluido antes y después de la operación.

LA PRÓSTATA

La próstata es una glándula que se encuentra en el centro de la pelvis, justo detrás del hueso púbico y encima del perineo. La mayoría de los hombres sólo han oído hablar de ella en relación al temido y extendido cáncer de próstata, que en América afecta a un hombre de cada once. Es importante tener esta glándula sana para evitar el cáncer y mantener nuestro bienestar sexual a largo plazo. Los ejercicios de kung fu sexual pélvico que sugerimos aquí y los masajes regulares de próstata te ayudarán a mantenerla sana y posiblemente también reducirán el peligro de contraer cáncer. Si tienes problemas relacionados con ella o quieres evitar tenerlos en el futuro, lee la sección llamada «¿Mi qué? Prevenir y aliviar los problemas de próstata» en el capítulo 8.

La próstata, al igual que el punto G de las mujeres, suele ser sensible a la estimulación sexual. De hecho, se le llama «el punto G masculino». Los autores de *The G spot* concluyeron: «Los hombres tienen dos tipos de orgasmo, uno producido por el pene y otro por la próstata». En general, los hombres describen que los orgasmos producidos por esta última son muy diferentes de los producidos por el primero, tanto emocional como físicamente. Los autores de *The G spot* sugieren que esta diferencia es equivalente a la que las mujeres experimentan entre el orgasmo vaginal y el clitoridiano.

Lo mismo que el punto G en las mujeres, la próstata se hace progresivamente más sensible a la estimulación erótica a medida que el hombre se excita y se acerca al orgasmo. Por eso, su revisión por parte del médico es muy diferente de la estimulación prostática que puedes experimentar en la cama con tu amante. (Debes recordar que el cuerpo se va estimulando de adelante hacia atrás, por lo que tu pareja deberá esperar a que estés muy excitado sexualmente antes de proceder a estimularla.)

Dicha estimulación puede hacerse externamente a través del perineo, en el punto del Millón de Dólares (que comentaremos en el capítulo siguiente), o más directamente a través del ano. No es fácil tocarse la próstata si no se es muy flexible. En general, la mejor posición es acostarse sobre la espalda, bien con las rodillas dobladas y los pies apoyados sobre la cama, o con las rodillas contra el pecho. Una vez en esta posición, si introduces un dedo (bien lubricado) en el ano y lo curvas hacia adelante, podrás tocártela. Deberás sentir algo del tamaño de una castaña (de entre tres y cinco centímetros) dentro de la pared anterior (frontal) del recto. Acaríciala suavemente hacia adelante y hacia atrás. Puedes meter y sacar el dedo a diferentes velocidades, lo que también estimulará las terminaciones nerviosas sensibles que rodean al ano. Tu pareja también puede hacerlo si lo desea, pero debe adoptar un ángulo ligeramente menos pronunciado (asegúrate de que tanto tú como tu pareja tenéis las uñas cortas). Si no os interesa aventuraros dentro del ano, podéis estimular el esfínter anal y/o el perineo, lo que también estimulará la próstata.

Cuando la excitación de la próstata produce la eyaculación, generalmente el fluido fluye suavemente hacia fuera en lugar de salir despedido. Recuerda que esta estimulación es muy profunda e intensa por lo que controlar el ritmo de la excitación en la estimulación prostática es todavía más difícil que en la genital. Por tanto, ve despacio e intenta no rebasar los límites.

EL PERINEO

El perineo es un punto esencial de la sexualidad que los taoístas llamaban «la puerta entre la vida y la muerte». El papel que puede jugar para prevenir la eyaculación era un secreto muy bien guardado. En el perineo, justo delante del ano, está el punto del Millón de Dólares, cuyo mismo nombre sugiere el valor que tiene dentro del kung fu sexual (ver figura 2). Este punto era conocido originalmente como el punto «del Millón de Piezas de Oro» (en la antigua China no había dólares), porque ese era el precio que supuestamente había que pagar a un maestro taoísta para que te enseñara su localización exacta (los antiguos maestros taoístas eran hombres santos, pero también tenían que ganarse la vida). En el capítulo siguiente comentaremos el papel que juega este punto en el control de la eyaculación.

LOS MÚSCULOS SEXUALES

El músculo pubococcígeo, o músculo PC, es un grupo de importantes músculos pélvicos que se extienden desde el hueso púbico («pubo») en la parte frontal, hasta el hueso posterior o coxis («coccígeo») por detrás. Estos músculos constituyen la base de la salud sexual y son esenciales para convertirse en un hombre multiorgásmico. En el capítulo siguiente describiremos algunos ejercicios para fortalecerlos.

Si te has visto obligado a guardar cama durante un periodo de tiempo prolongado o si has tenido que llevar un vendaje de escayola, sabrás que los músculos se atrofian y se debilitan cuando no se usan. Lo mismo les ocurre a los músculos sexuales. En realidad, como pueden testificar muchos hombres mayores y sexualmente inactivos, el pene se va retirando hacia el interior del cuerpo cuando no se utiliza. Los taoístas sabían que ejercitar los órganos sexuales es tan importante como ejercitar cualquier otra parte del cuerpo.

EL ANO

Su proximidad a la próstata y su elevada concentración de terminaciones nerviosas hacen del ano una zona altamente erógena, como muchos hombres (gays y heterosexuales) han descubierto.

Debes de asegurarte de que esté limpio antes de tocarlo, así como de lavar aquello que hayas usado para estimularlo (por ejemplo un dedo), antes de practicar la estimulación vaginal, con el fin de evitar la propagación de bacterias. Mucha gente piensa que el ano es «sucio» y «no les parece natural» estimularlo sexualmente. Sin embargo, resulta difícil explicar que sea tan sensible si estimularlo «no es natural». A muchos heterosexuales les preocupa «convertirse en gays» si disfrutan de la estimulación anal, pero no existen pruebas que sugieran que la sensibilidad anal y la homosexualidad estén relacionadas. La homosexualidad es una orientación sexual, no una simple práctica sexual. A muchos gays les gusta la estimulación anal, pero también les gusta a muchos hombres heterosexuales.

LOS PEZONES
A muchos hombres les sorprende descubrir que sus pezones son muy sensibles. Otros pueden necesitar estimulación regular para despertar sus terminaciones nerviosas. La estimulación de los pezones es uno de los placeres subexplorados y subvalorados de la sexualidad masculina.

Tu Energía

Comprender cómo funciona la energía dentro de tu cuerpo te ayudará a expandir los orgasmos genitales a todo el cuerpo y a utilizar la energía sexual para mejorar tu creatividad y tu salud. Como dijimos en la introducción, el kung fu sexual se desarrolló como una rama de la medicina china, la cual es uno de los sistemas de curación más antiguos y efectivos del mundo, responsable del descubrimiento de algunos sistemas terapéuticos tan reconocidos como la acupuntura y la acupresión. Según la medicina china, además de sus estructuras físicas, nuestro cuerpo también está formado por una energía física que circula constantemente por cada una de sus células.

EL CUERPO ELÉCTRICO
A medida que la química occidental ha ganado en sofisticación ha podido demostrar que, evidentemente, nuestros cuerpos están llenos de energía y cargas eléctricas. En el número de febrero de 1984 de la

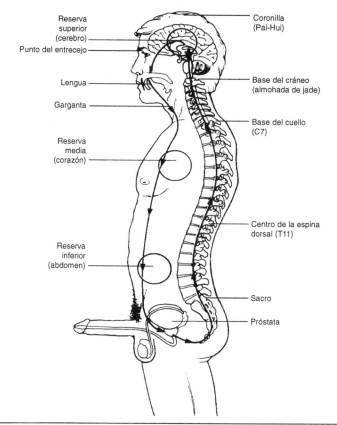

Reserva
superior
(cerebro)

Punto del entrecejo

Lengua

Garganta

Reserva
media
(corazón)

Reserva
inferior
(abdomen)

Coronilla
(Pai-Hui)

Base del cráneo
(almohada de jade)

Base del cuello
(C7)

Centro de la espina
dorsal (T11)

Sacro

Próstata

FIGURA 3. LA ÓRBITA MICROCÓSMICA

revista *Discover*, K.C. Cole hizo la siguiente descripción: «La electricidad es la más elusiva de las cosas cotidianas: habita en las paredes de nuestras casas y regula la vida de nuestras células... hace funcionar los trenes eléctricos y los cerebros humanos... Todo tu cuerpo es una gigantesca máquina eléctrica: la química corporal (como toda química) está basada en los enlaces eléctricos».

La medicina china se basa en la habilidad de la persona para hacer circular su energía bioeléctrica por el cuerpo. Si has sido tratado con acupuntura, habrás experimentado la circulación de esta energía bioeléctrica, que los chinos llaman *chi*, en tu propio cuerpo. Pero si no has tenido esta oportunidad, hay un experimento muy simple que puedes hacer para experimentar tu *chi* corporal. Frótate las manos durante diez segundos y después mantén las palmas a una distancia de dos o tres centímetros. Si te concentras, podrás sentir un flujo de energía que pasa de una a otra.

La idea de que el *chi* está presente en nuestro cuerpo no es específica de China. El doctor John Mann y Larry Short, autores de *The body of light*, nombran cuarenta y nueve culturas de todo el mundo que cuentan con una palabra para designar el *chi*; las palabras usadas por estas culturas son tan variadas como *prana* en sánscrito, *neyatoneyah* en sioux lakota, o *num,* que significa punto de ebullición, utilizada por los !kung del Kalahari. La cultura occidental quizá sea la única que carece de un término equivalente. En Occidente, decimos que nos sentimos *energetizados* o que estamos *bajos de energía*, pero, con algunas notables excepciones, tendemos a ignorar este aspecto tan importante de nuestro cuerpo físico.

El concepto de *chi* va ganando aceptación entre el estamento médico. Una transición muy importante tuvo lugar cuando el presidente Richard Nixon restableció las relaciones diplomáticas entre Estados Unidos y China en 1972. En Pekín, los doctores chinos practicaron una operación de emergencia a James Reston, corresponsal del *New York Times*, utilizando únicamente la acupuntura como anestesia. Desde entonces muchas delegaciones de médicos occidentales han sido testigos de este mismo suceso.

El *chi* está empezando a ser entendido y expresado en la terminología de la ciencia occidental. Actualmente, algunos médicos occidentales están explorando este fenómeno. Uno de ellos es Robert Becker, ortopeda de la Universidad de Siracusa y autor de *The body electric*, que intenta explicar el *chi* a partir de sus investigaciones sobre la circulación bioeléctrica y la curación. Sus investigaciones sobre la electricidad y el papel que juega en la regeneración de los huesos han dado lugar al empleo habitual de corrientes eléctricas de baja intensidad para acelerar la soldadura de fracturas óseas.

TU ÓRBITA MICROCÓSMICA

La energía bioeléctrica está presente en cada célula del cuerpo y viaja siguiendo ciertos circuitos muy bien definidos llamados *meridianos*, usados por la acupuntura para regular la cantidad de *chi* en las diversas partes del cuerpo. El principal circuito de nuestro cuerpo se llama órbita microcósmica (ver figura 3) y está formado por dos canales, el anterior y el posterior (en la medicina tradicional china son conocidos como canal gobernante y canal funcional respectivamente).

Estos canales se forman al principio mismo de nuestro desarrollo. En el útero, nuestro cuerpo no parecido a un disco plano. A medida que el embrión va desarrollándose, el disco se dobla sobre sí mismo, creando dos costuras: una discurre a lo largo de la línea media de la espalda de nuestro cuerpo y la otra lo hace por delante. La costura posterior puede ser percibida a lo largo de nuestra columna, pero la anterior es más sutil. Raras veces notamos la costura anterior excepto cuando no se cierra completamente, como en el caso de un niño nacido con un labio leporino.

Un hombre multiorgásmico nos explica su comprensión de la órbita microcósmica de esta manera: «Pienso en la órbita microcósmica como si fuera un canal, o meridiano, o ruta, que ha sido usado durante miles de años para transformar la energía biológica bruta que usamos para crear niños en otro tipo de energía más refinada que puede ser utilizada para mejorar la propia salud y la práctica sexual».

EL CANAL POSTERIOR

El canal posterior comienza en el perineo y discurre por la espalda, ascendiendo desde el extremo del coxis por la columna y cuello hasta la coronilla, y bajando finalmente por la frente hasta su terminación situada entre la base de la nariz y el labio superior, lugar donde hay una pequeña hendidura.

EL CANAL ANTERIOR

El canal anterior discurre a lo largo de la línea media del cuerpo, comienza en la punta de la lengua y desciende hacia el pubis y el perineo. Cuando nos tocamos el paladar con la lengua cerramos la órbita microcósmica. En su traducción literal del chino, el canal anterior recibe el nombre de canal de la concepción y, si miras de cerca el vientre de una mujer embarazada, generalmente verás una línea oscura (que los médicos llaman *línea negra*) extendiéndose a lo largo de este canal.

¿QUÉ SENSACIÓN PRODUCE LA ENERGÍA CUANDO SE MUEVE EN EL CUERPO? En realidad, la energía o *chi* ya se está moviendo por todo nuestro cuerpo; si no fuera así no estaríamos vivos. Sin embargo, no solemos ser conscientes del movimiento de esta corriente energética por nuestro organismo. Cuando tomamos conciencia del *chi* por primera vez, podemos experimentar muchas sensaciones, entre ellas algunas de las más conocidas son: calidez, cosquillas, pinchazos (como la sensación de la electricidad estática), pulsaciones, susurros, burbujeos, zumbidos. Algunas personas sienten que se mueve lentamente mientras otras experimentan «sacudidas» repentinas. Algunos la sienten moverse en línea recta a lo largo de la órbita microcósmica pero para la mayoría la sensación es más clara en algunos puntos de la órbita que en otros.

¿COMO SE MUEVE EL CHI? Hay un dicho taoísta que afirma: «La mente se mueve y el *chi* la sigue». Dondequiera que enfoques la atención dentro de tu cuerpo, el chi tenderá a reunirse e incrementarse en ese punto. La experimentación en biorretroalimentación ha confirmado que el hecho de centrar la atención en un área de nuestro cuerpo puede producir un incremento de la actividad en los nervios y músculos de esa zona. Cuanto mayor sea la concentración, tanto mayor será el movimiento del *chi*. *Cuando hagas los ejercicios, recuerda que no estás empujando o tirando del* chi*, simplemente estás llevando la atención de un punto a otro.* Es muy importante entender esto para poder desarrollar las prácticas de manera efectiva. Sin embargo, precisamente por ir desplazando tu atención sobre la piel, experimentarás un flujo palpable de energía cálida y vibrante.

LA ENERGÍA SEXUAL

La energía sexual, o *ching-chi* en chino, es uno de los tipos de energía bioeléctrica más obvios y poderosos. Lo que nosotros en Occidente llamamos excitarnos o activarnos sexualmente, para los taoístas era generar energía sexual. Las prácticas del kung fu sexual están basadas en cultivar esta energía sexual y usarla para aumentar nuestra energía general y nuestra salud. Para dominar las técnicas taoístas, experimentar orgasmos múltiples en todo el cuerpo y mejorar tu salud debes aprender a extraer la energía sexual de los genitales y hacerla circular por el resto del cuerpo.

Como mencionamos en el capítulo 1, según los taoístas, todas las partes del cuerpo (incluyendo el cerebro, las glándulas, los órganos y los sentidos) dan lo mejor de su energía durante el orgasmo para crear una nueva vida. Este poder puede ser empleado para crear un niño, pero cuando la meta no es la procreación, los taoístas creen que es mejor conservar la energía y canalizarla por todo el cuerpo para que produzca placer y salud. Como somos concebidos a través de un orgasmo y la energía orgásmica empapa cada célula de nuestro cuerpo, para seguir estando sanos y activos necesitamos sentir regularmente esta energía rejuvenecedora; lo ideal es sentirla cada día.

Una vez que desarrolles el hábito de hacer circular tu energía sexual por todo el cuerpo, podrás sentir estas sensaciones en cualquier momento. El veterano instructor del Tao Sanador Michael Winn explica: «La energía sexual está disponible para el hombre las veinticuatro horas del día, pero la mayoría de los hombres se sienten muy necesitados porque creen que sólo pueden sentir satisfacción sexual durante los breves minutos del coito. Para los hombres lo más liberador es descubrir que pueden acceder a su energía sexual y controlarla en todo momento».

Tal vez te preguntes si el hecho de sentir toda esta energía sexual hará que estés constantemente excitado y necesitado de sexo, «que desees rascarte el picor». Los hombres (y las mujeres) tenemos impulsos sexuales que deben bien llevarnos a actuar, o bien ser canalizados de alguna manera. En Occidente, hemos intentado suprimir o sublimar estos deseos, pero según el Tao, esto nos produce desequilibrios físicos y psicológicos.

Cuando practiques el cultivo de ti mismo, esta sensación de excitación no te producirá impulsos sexuales incontrolables sino una sensación de bienestar tranquila y vigorosa. Un hombre multiorgásmico nos explica la diferencia: «Antes de empezar a practicar kung fu sexual, cuando llevaba un rato sin eyacular sentía un impulso sexual cada vez más fuerte. Miraba revistas pornográficas, buscaba planes de una noche o me iba de putas. Después de eyacular el impulso desaparecía casi instantáneamente y no podía entender por qué había dedicado tanto tiempo y dinero a satisfacerlo. Me decía a mí mismo que no volvería a hacerlo la próxima vez, pero sabía que al rato el impulso sexual volvería y yo repetiría todo el ciclo exactamente igual. Cuando empecé a practicar el kung fu sexual, mi energía sexual siguió siendo intensa pero por fin podía equilibrarla. Me sentí feliz de ser hombre por primera vez cuando pude controlar mi energía».

A medida que practiques dispondrás de más energía de la que estás acostumbrado a emplear, por lo que tendrás que aprender a canalizar este exceso. Un hombre multiorgásmico lo explicó así: «Cuando comencé a practicar, todas mis relaciones se volvieron sexuales. Tuve que aprender a hacer circular y a equilibrar la energía». Si te ocurre esto, el ejercicio de la Absorción en Frío descrito en el capítulo siguiente te ayudará a transformar la energía sexual en ese otro tipo de energía física más neutral y menos volátil que hemos llamado *chi*. También puedes practicar tai-chi o chi-kung u otros ejercicios que te ayuden a estabilizar y canalizar la energía adicional. En general cualquier tipo de ejercicio físico te ayudará a gestionarla mejor.

Tu excitación

Según el taoísmo, necesitamos sentirnos excitados, sentir la fuerza vivificante de la energía sexual cada día porque cuando nos excitamos nuestros cuerpos producen más hormonas, consideradas como la fuente de la juventud (esta necesidad de excitación es la causa por la que el *sexo* vende tan bien: nos sentimos atraídos por las imágenes que estimulan nuestra energía y nuestras hormonas sexuales). Cuando aprendas a hacer circular tu energía sexual por el cuerpo, podrás sentir este poder rejuvenecedor en cualquier momento.

TOMA CONCIENCIA DE TU EXCITACIÓN

Para aprender a ser multiorgásmico, tendrás que aprender a ser cada vez más consciente de la velocidad a la que te excitas. Ya sé que esto parece muy evidente, pero la mayoría de los hombres no prestan mucha atención a su ritmo de excitación. Suelen pasar de la erección a la eyaculación como automóviles de carreras, sin tomarse el tiempo de contemplar, por no hablar de disfrutar, los paisajes que hay a lo largo del camino.

Cuando empiezas a excitarte sexualmente, tu pene se alarga y se ensancha y sus tejidos esponjosos se llenan de sangre. Una vez que está erecto, las válvulas cierran las venas e impiden que la sangre vuelva al cuerpo. La erección ocurre espontáneamente en los recién nacidos y en la mayoría de los hombres varias veces cada noche durante el sueño.

En algún momento de su vida, casi todos los hombres experimentan la extraña situación de no lograr una erección con su compañera.

Esta incapacidad ocasional puede ser causada por lo que el psicólogo Bernie Zilbergeld llama la «sabiduría del pene», que nos avisa de que hay algo que debe trabajarse en esa relación, aunque también puede ser una señal de que se está aturdido por el trabajo u otras presiones.

Si esta situación se repite, se tacha al hombre de *impotente*, una palabra cargada de matices que sugieren debilidad y falta de poder. En el kung fu sexual no existe la «impotencia»; cuando aprendas a hacer los ejercicios para fortalecer tus erecciones y a utilizar la técnica de Entrada Suave durante el coito no tendrás que volver a preocuparte del tema. Si no puedes conseguir una erección cuando quieres o si quieres saber qué hacer cuando se presente esta situación (o aunque no se presente), lee «Encantar la serpiente: superar la impotencia» en el capítulo 8.

LOS ESTADIOS DE LA ERECCIÓN

La mayoría de los hombres creen que tienen deseo sexual o que no lo tienen, que tienen una erección o que no la tienen. Cuando somos jóvenes, la erección es tan rápida y consistente que es difícil distinguir entre los niveles de excitación. Sin embargo, los taoístas distinguen cuatro estadios o etapas de la erección, cuatro logros o *realizaciones*, como ellos les llaman.

La primera es *firmeza* (también llamada elongación).
La segunda es *dilatación*.
La tercera es *dureza*.
La cuarta es *calor*.

El pene erecto, por tanto, no es un apéndice estático sino que sigue un proceso que refleja tu nivel de excitación sexual. Los médicos occidentales han confirmado recientemente la existencia de estos cuatro estadios de la erección, aunque los describen con otros términos más técnicos.[1]

El instructor del Tao Sanador Walter Beckley describió los cuatro estadios de la siguiente forma: «En el primer estadio el pene empieza a *moverse y se pone erecto*. En el segundo, está firme pero no duro, no lo suficientemente duro como para penetrar (a menos que se utilice la técnica de Entrada Suave). En el tercer estadio, el pene está *erecto y duro*. En el cuarto está *tenso y muy caliente*. Es en este cuarto estadio cuando los testículos son atraídos hacia el cuerpo. Es mucho más fácil evitar la eyaculación si se puede permanecer en el tercer estadio. Elevar la energía sexual nos ayuda a evitar que el pene entre en ese último estadio, en el que está muy tenso y caliente. Otro elemento esencial es la relajación, así como intentar tomar conciencia de cuándo entramos en ese ansioso y explosivo cuarto estadio en el que la eyaculación es inminente».

EL SECRETO DE LA SEXUALIDAD MASCULINA

A medida que vamos madurando como amantes e intentamos satisfacer a nuestras compañeras, vamos obteniendo cierto control sobre nuestra excitación. Esta capacidad suele ser llamada nuestro *aguante* y se logra aprendiendo a distraer la atención de la excitación sexual (pensando en otra cosa; en los resultados deportivos, por ejemplo) en lugar de aprender a sensibilizarnos a ella. El verdadero control eyaculatorio aparece cuando conocemos el ritmo de nuestra excitación sexual, no cuando lo ignoramos. A medida que aprendas a reconocer y a sentir cada vez más el placer que surge en ti, te resultará más fácil seguir el camino multiorgásmico.

¿PERO EN EL SEXO NO SE TRATA DE RELAJARSE Y DEJARSE IR? Para experimentar placer sexual, los hombres debemos ciertamente relajarnos y dejarnos ir, pero si nos relajamos y nos dejamos ir demasiado, eyaculamos, y entonces la mayor parte del placer, si no todo, desaparece. La esencia del kung fu sexual y el secreto de la sexualidad masculina es saber cuándo controlar nuestra sexualidad y cuándo dejarnos ir.

Tu eyaculación

En realidad, el semen es expulsado de nuestro cuerpo en dos tiempos. En la fase *contráctil* (a veces también llamada fase de «emisión»), la próstata se contrae y vacía el semen en la uretra. En la fase de *expulsión*, el semen es propulsado por la uretra fuera del pene. Cuando te conviertas en multiorgásmico experimentarás las placenteras contracciones pélvicas (lo que llamamos la fase contráctil del orgasmo, que sentimos como un pequeño estallido o una sensación de temblor en la próstata) sin llegar a eyacular. Aunque hay hombres que pueden tener varias eyaculaciones consecutivas haciendo el amor (es fácil para los adolescentes), ya debe haber quedado claro que esto es muy diferente a tener múltiples orgasmos sin eyaculación.

Cuando estás muy excitado, tu pene puede derramar algunas gotas de un fluido claro. Es el fluido preseminal que procede de la próstata y de otras glándulas, como la glándula de Cowper; este fluido alcalino es utilizado para lubricar la uretra y preparar así el camino para el esperma. Los taoístas llaman *agua* a este fluido, para distinguirlo de la *leche* o semen; y se trata de algo perfectamente natural que señala la proximidad de la fase contráctil del orgasmo. Sin embargo, este líquido también puede contener cierta cantidad de esperma: es la «pre-eyaculación» de la que suelen advertir en los cursos de educación sexual, por lo que, aunque no eyacules, debes tomar la precaución de utilizar algún método anticonceptivo. De cualquier forma, si no eyaculas durante el orgasmo, las probabilidades de que tú y tu pareja tengáis que enfrentaros a un embarazo no planeado son mucho menores.

¿DÓNDE VA EL SEMEN CUANDO NO EYACULO? El semen es reabsorbido por el cuerpo, tal como ocurre en el hombre que se ha sometido a la vasectomía. Sin embargo, los efectos de las técnicas taoístas en nuestro cuerpo son muy diferentes a los de esta intervención quirúrgica. Cuando se practica la vasectomía, el esperma no tiene dónde ir, dado que se corta el conducto deferente justo por encima de los testículos, y aunque finalmente acaba siendo reabsorbido por el cuerpo, muchos hombres se quejan de que sienten congestión en los testículos y en la pelvis. Si te has hecho la vasectomía, es particularmente importante para ti practicar el ejercicio de masaje de testículos (ver capítulo 8) y hacer circular tu energía sexual.[2] Estas dos técnicas ayudan al cuerpo a reabsorber el esperma y a aliviar las sensaciones de congestión. Las contracciones involuntarias de la fase contráctil del orgasmo sin eyaculación que aprenderás a experimentar también masajean la próstata, lo que ayuda mantenerla sana y a aliviar la congestión.

¿PUEDE DAÑARME EL HECHO DE NO EYACULAR? Los taoístas han estado practicando las técnicas descritas en este libro durante miles de años sin sufrir secuelas negativas y, de hecho, han supuesto un gran mejora para su salud y longevidad. Estas son las conclusiones extraídas por Dunn y Trost de su estudio sobre los hombres multiorgásmicos occidentales: «Ninguno de nuestros sujetos ha tenido hasta el momento dificultades con la erección o con la eyaculación.

Nuestros hombres multiorgásmicos mayores siguen teniendo erecciones firmes después de uno o más orgasmos. En nuestra experiencia clínica no hemos comprobado que los hombres sufran disfunciones sexuales tras experimentar con los orgasmos múltiples».

Tu Orgasmo

El orgasmo masculino reside en el precipicio de la eyaculación. Si corres a experimentarlo, caerás en el abismo del estupor posteyacula-

---

ENCONTRAR EL CAMINO

¿Dónde Ha Ido?

No he eyaculado pero he perdido la erección. ¿Qué ha ocurrido? Además de ser eyaculado o reabsorbido por el cuerpo, a tu semen también puede ocurrirle una tercera cosa. En ocasiones, cuando practicas las técnicas taoístas, puedes experimentar un orgasmo sin eyaculación y perder la erección. En el caso de que no se deba simplemente a que has perdido la excitación, puede tratarse de una eyaculación *retrógrada*: has eyaculado hacia atrás. Cuando esto ocurre, el semen se vierte en la vejiga urinaria y será expulsado de tu cuerpo sin que te cause ningún daño la próxima vez que orines. El hecho de que pierdas la erección, y en último término también el esperma (cuando orinas), supone que no has realizado la práctica correctamente, pero debes saber que no te has causado ningún daño.[3] Hartman y Fithian lo explican así: «Es importante saber que el cuerpo no parece sufrir ningún daño cuando tiene lugar una eyaculación retrógrada. Lo único que ocurre es que si la eyaculación es completa el pene se queda flácido, como suele ocurrir en las eyaculaciones ordinarias». Si has perdido la erección y sientes curiosidad, puedes orinar en una taza. Si la orina es turbia, entonces has tenido una eyaculación retrógrada.

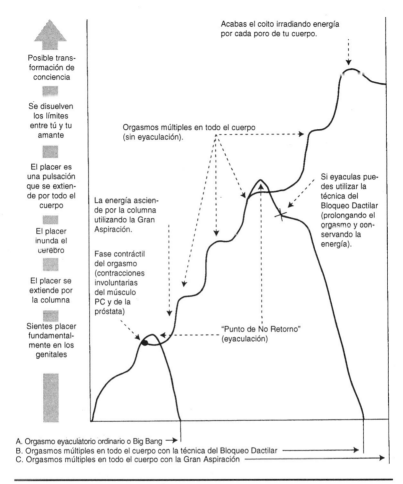

A. Orgasmo eyaculatorio ordinario o Big Bang →
B. Orgasmos múltiples en todo el cuerpo con la técnica del Bloqueo Dactilar ⟶
C. Orgasmos múltiples en todo el cuerpo con la Gran Aspiración ⟶

FIGURA 4. TU POTENCIAL ORGÁSMICO

En lugar del orgasmo eyaculatorio habitual o «Big Bang» (A), con el kung fu sexual puedes dirigir la energía sexual durante la fase contráctil (antes de la eyaculación) y disfrutar de orgasmos múltiples en todo tu cuerpo. Si eyaculas, puedes utilizar la técnica del Bloqueo Dactilar, que prolongará tu orgasmo y retendrá la energía (B). Si evitas la eyaculación, puedes usar la Gran Aspiración para acabar el coito irradiando energía por todo tu cuerpo (C).

Posiblemente sólo querrás hacer este test de orina cuando estés solo, porque podrías crear una situación demasiado clínica si estás en medio de una noche de amor rodeado por la luz de las velas.

torio. Algunos hombres siguen sintiendo placer después de la eyaculación, pero la mayoría caen en el fondo de la pendiente de su excitación y tienen que volver a trepar lentamente hacia arriba. Las cinco o diez contracciones eyaculatorias que se producen son muy placenteras; si no fuera así, los hombres no harían de ellas el objeto de su deseo. El orgasmo eyaculatorio puede parecer un viaje muy emocionante, pero una vez que experimentes las prolongadas y extáticas acrobacias sexuales de los orgasmos múltiples, la salida eyaculatoria te parecerá trivial y, por comparación, muy decepcionante. «Después de un orgasmo "con líquido" —comenta un hombre multiorgásmico que así define la eyaculación— tengo la sensación de haber estado en la montaña rusa durante seis segundos ¡después de haber aguantado dos horas en la cola!»

¿CÓMO PUEDO EXPERIMENTAR ORGASMOS MÚLTIPLES?

Como en el caso de cualquier otro orgasmo que hayas tenido, empieza excitándote sexualmente a partir de un pensamiento, de ver a tu amante, escuchar su voz o sentir su contacto (en el caso de los adolescentes, una ráfaga de viento puede ser suficiente). Esta excitación suele llevar a la erección y a medida que aumenta la estimulación atravesarás otra fase posterior de excitación que te llevará a la fase contráctil. En este punto crucial los caminos se separan, uno lleva directamente a la eyaculación y el otro a los orgasmos múltiples (ver figura 4).

Durante la fase contráctil, sentirás una serie de contracciones en la próstata que pueden durar de tres a cinco segundos. Estos placenteros orgasmos pélvicos son lo que hemos llamado *orgasmos de la fase contráctil*. Aunque su intensidad varía y pueden llegar a ser tan intensos como los orgasmos eyaculatorios habituales, al principio pueden ser muy suaves. Es el momento de la verdad. En lugar de continuar hasta el punto de *No Retorno*, después del cual la eyaculación es inevitable, debes detenerte o disminuir momentáneamente la estimulación, lo suficiente como para recuperar el control de la excitación.

También puedes presionar el músculo PC que rodea a la pulsante próstata, lo que te ayudará a controlar sus espasmos. Retirar la energía de tus genitales y elevarla por la columna, tal como explicamos en el capítulo siguiente, te ayudará a aliviar la presión y a evitar el impulso eyaculatorio. Tu nivel de excitación descenderá un poco mientras te preparas para el siguiente orgasmo genital. En los orgasmo múltiples, la excitación es como una ola que sube hasta una cumbre y después, en lugar de precipitarse hacia el otro lado y estrellarse, es barrida por otra ola mayor que la arrastra hacia otra cumbre aún más elevada.

ENCONTRAR EL CAMINO

¡UY!

Si te cuesta mucho diferenciar el orgasmo de la eyaculación, puedes hacer que tu energía sexual ascienda por la columna antes de llegar al orgasmo. Según el Tao, la verdadera clave del placer corporal y de la salud es la circulación de la energía sexual por la órbita microcósmica. Una vez que empiezas a impulsar la energía hacia arriba, tal vez descubras que tienes sensaciones orgásmicas en el cerebro, en otras partes de tu cuerpo o en todo él.

Presionar intencionalmente el músculo PC y los alrededores de la próstata puede ayudarte a desarrollar una mayor sensibilidad en la pelvis y a controlar la fase contráctil del orgasmo que produce placenteros espasmos involuntarios en la próstata.

Si te precipitas hacia la eyaculación, lo que puede ocurrirte muchas veces durante el aprendizaje (y también en alguna que otra ocasión posteriormente), no te frustres ni te sientas decepcionado. Disfruta de las placenteras contracciones que acompañan a la eyaculación y piensa que siempre habrá otra oportunidad para experimentar las cumbres del orgasmo más adelante. Recuerda que esta práctica requiere tiempo e intimidad, tanto si practicas contigo mismo como con tu pareja.

Un punto importante: si durante la fase contráctil del orgasmo mantienes una actitud de lucha, es muy probable que acabes eyaculando. La mayoría de los hombres expresan que deben detener la excitación justo antes de llegar a la fase contráctil y relajarse en ese punto. Muchos hombres multiorgásmicos describen que se dejan caer mentalmente *hacia atrás* en el orgasmo sin eyaculación en lugar de caer *hacia adelante* en la eyaculación. La idea es permanecer tan cerca como se pueda del punto de inevitabilidad eyaculatoria (que se revela en la fase contráctil del orgasmo) sin permitirse ir más allá ni precipitarse hacia la eyaculación. Sentirás el placer que produce la liberación de las contracciones de la próstata, del músculo PC y del esfínter anal.

La proximidad con que puedes experimentar los orgasmos múltiples durante la fase contráctil depende de ti. Experimentarás olas de satisfacción y placer que, si tu compañera también es multiorgásmica, os ayudarán a armonizar vuestro deseo sexual. No tendrás que preocuparte de dar a tu compañera «su(s) orgasmo(s)» y después conseguir «el tuyo». Por el contrario, ambos tendréis la posibilidad de alcanzar múltiples cumbres de placer orgásmico.

¿CUÁL ES LA DIFERENCIA ENTRE ORGASMOS MÚLTIPLES Y ORGASMOS MÚLTIPLES *EN TODO EL CUERPO?* Cada orgasmo genital ayuda a liberar la tensión producida por la acumulación de energía sexual y por el aumento del flujo sanguíneo en la pelvis. Los orgasmos pélvicos sin eyaculación pueden ser extremadamente satisfactorios (y energetizantes), pero a medida que vayas desarrollando tu capacidad orgásmica, sin duda querrás expandir estos orgasmos pélvicos al resto del cuerpo ya que este es el verdadero secreto del Tao.

Los orgasmos múltiples en todo el cuerpo comienzan también con la liberación de los orgasmos pélvicos que tiene lugar durante la fase contráctil, pero en lugar de mantener la energía sexual (y el placer) en la pelvis, elevas la energía por la columna hasta el cerebro y la extiendes por todo el cuerpo, tal como te enseñaremos paso a paso en el siguiente capítulo.

La mayoría de los hombres ni siquiera se dan cuenta de que pueden alcanzar estas cumbres sexuales. No sólo se limitan a experimentar un orgasmo (que para ellos es lo mismo que eyacular), sino que experimentan este orgasmo en los genitales. En *Todo lo que siem-*

pre quisiste saber sobre el sexo (pero nunca te atreviste a preguntar), el Dr. David Reuben describe el orgasmo tal como lo entienden los sexólogos occidentales: «Para que tenga lugar el orgasmo, toda la fuerza de todo el sistema nervioso corporal debe estar concentrada en los órganos sexuales. Para que el orgasmo tenga éxito es necesario que cada microvoltio de energía eléctrica sea movilizado y dirigido hacia el pene o el clítoris-vagina». Pero Reuben no va más allá de lo que para los taoístas es sólo el primer nivel del orgasmo, el *orgasmo genital*.

Tal como viene representado en la ilustración de tu potencial orgásmico (figura 4), puedes aprender no sólo a experimentar orgasmos múltiples, sino también a extender tus orgasmos desde los genitales hasta el cerebro y después a todo el cuerpo. En palabras de un hombre multiorgásmico: «Un orgasmo en todo el cuerpo es increíble. Una vez experimentado nunca querrás volver al orgasmo genital».

¿CUÁL ES LA SENSACIÓN EXACTA QUE PRODUCEN LOS ORGASMOS EN TODO EL CUERPO?

Cada persona experimenta las alturas orgásmicas de una manera ligeramente diferente, por lo que es difícil describirlas en términos generales. La experiencia suele ser tan intensa que alguna gente recurre al lenguaje místico (usando frases como «unidad con el universo», que son difíciles de entender si no se ha experimentado lo que intentan describir). Sin embargo, la gente también suele describir sensaciones más concretas como calidez, cosquillas, hormigueos, vibraciones o pulsaciones que se extienden por todo el cuerpo. La mejor manera de saber lo que se puede sentir es recurrir a las descripciones que realizan los hombres que los han disfrutado.

Un hombre multiorgásmico describió así su primera experiencia de un orgasmo en todo el cuerpo: «Estábamos haciendo el amor y pensé que estaba a punto de irme, por lo que comencé a practicar los ejercicios de respiración profunda. Entretanto, tuve la sensación de que mi cabeza estaba electrificada, sentía un hormigueo; era como si hubiera chispitas dentro de mí, cositas hormigueantes que me subieran y bajaran por el cuello. Empezaron a dar vueltas a toda prisa dentro de mi cabeza. Pensé que me iba a marear· ¡me sentía *tan bien*! Y entonces pensé: "¡Si esto continúa, voy a despegar!". Duró al menos un minuto, aunque es difícil saber cuánto duran las cosas en la cama. Fue un *largo* orgasmo. Sencillamente sentía sensaciones de hormigueo, hormigueo y más hormigueo. La sensación se iba y después regresaba. Mi cuerpo vibraba como si fuera una campana».

Otro hombre describió su primera experiencia de orgasmo múltiple así: «[La sensación] No estaba localizada en los genitales. Todo mi cuerpo empezó a vibrar. Y pensé: "Bueno, no sé qué está pasando aquí". Por eso, al principio me sentí un poco alarmado, pero como la sensación era agradable, me relajé y permití que sucediera».

Otro hombre multiorgásmico describe su experiencia en estos términos: «Mi excitación sexual es menos activa, menos caliente y menos salvaje que un orgasmo con eyaculación. Es más equilibrada y controlada. A medida que el placer y la presión van aumentando, pueden empezar a fluir por mi órbita microcósmica y por todo mi cuerpo. El fin no es expulsar el esperma sino sentir esta vibrante energía por todo el cuerpo, activar el amor y la ternura, y expandir el espíritu. Todo el cuerpo está mucho más relajado, especialmente en el momento del orgasmo».

Finalmente esta es la comparación que hace un hombre multiorgásmico entre su experiencia y el orgasmo con eyaculación: «La sensación del orgasmo en todo el cuerpo es más sutil, completa y satisfactoria. Este proceso no produce la sensación de una breve explosión sino de una larga y lenta implosión. Al terminar no me siento vacío, lo que se puede entender fácilmente porque una explosión implica que algo salga de tu cuerpo, pero en una implosión todo se queda en ti. La sensación resultante es una profunda satisfacción a nivel físico, emocional y espiritual, que a veces dura horas y a veces días enteros».

En Occidente hemos limitado la definición de orgasmo a la pulsación que tiene lugar en la pelvis (próstata) y en los genitales (pene), pero los antiguos taoístas entendieron que un orgasmo es cualquier pulsación (contracción y expansión) y puede tener lugar en cualquier parte del cuerpo. Michael Winn explica: «Puedes sentir la pulsación del orgasmo en todo el cuerpo o en cualquier parte de él. Uno de tus órganos puede tener un orgasmo. Tu cerebro puede tener un orgasmo.

No sabrías que estás teniendo un orgasmo en el pene o en la próstata si tu cerebro no lo estuviera teniendo también».

ORGASMOS MÚLTIPLES DISCONTINUOS Y CONTINUOS

Es importante señalar que los orgasmos en todo el cuerpo son tan intensos que a veces es difícil saber dónde acaba uno y dónde empieza el siguiente. Las olas de placer que se experimentan hacen que cualquier intento de «llevar la cuenta» resulte irrelevante. Las investigaciones llevadas a cabo por Hartman y Fithian (ver capítulo 1) sugieren que los hombres (y las mujeres) puede tener orgasmos múltiples *discontinuos* (separados) y orgasmos múltiples *continuos*.

En el caso de los orgasmos discontinuos se experimenta una cumbre orgásmica y, después, el orgasmo amaina para ser seguido posteriormente por otro orgasmo discontinuo. En el caso de los orgasmos múltiples continuos tienes una experiencia de cumbre orgásmica que puede ir cambiando, haciéndose más o menos intensa, pero nunca pierdes el estado orgásmico completamente. Hartman y Fithian distinguieron entre estos dos tipos de orgasmos diferentes estudiando los ritmos cardíacos, que en los orgasmos discontinuos volvía a normalizarse (unas setenta pulsaciones por minuto) entre un orgasmo y otro. En los orgasmos múltiples continuos el ritmo cardíaco alcanzaba una serie de cumbres sin volver entre medias al punto de partida (ver figura 19, página 126). En último término, los orgasmos discontinuos y continuos pueden mezclarse para crear incontables combinaciones de cumbres placenteras. Las posibilidades son realmente ilimitadas y media un abismo entre ellas y el orgasmo de seis segundos que la mayoría de los hombres acostumbran a tomar por norma.

SEXO Y ESPIRITUALIDAD

Si practicas el sexo a dúo (es decir, con una pareja), puedes llegar a sentir tu energía sexual circulando a través de ella y la suya a través de ti. También puedes llegar a sentir que las fronteras físicas entre vosotros se disuelven. Muchos hombres han experimentado este estado de unidad con su pareja durante las relaciones íntimas, e incluso un estado de unidad con el universo. Gracias al kung fu sexual, aprenderás a volver a este lugar de manera regular con tu pareja y también estando solo. Este tipo de unión sexual con otra persona, o entre tú y el universo, puede dar como resultado una transformación de la conciencia. Con razón, la sexualidad en Oriente ha sido contemplada como parte del camino espiritual y no como algo opuesto a él. (Seguiremos comentando la conexión entre sexualidad y espiritualidad en el capítulo 5, en la segunda sección llamada «Sexualizar el espíritu».)

CAPÍTULO TRES

Convertirse en un Hombre Multiorgásmico

Ahora que entiendes mejor tu sexualidad y su verdadero potencial, ha llegado el momento de hacerte multiorgásmico. Esta tarea exige que desarrolles tanto tu fuerza sexual como tu sensibilidad. Como mencioné en la introducción, la mayoría de los hombres que practiquen los ejercicios que explicamos comenzarán a experimentar orgasmos múltiples en una o dos semanas y dominarán la técnica en un periodo de tres a seis meses. Los que tengan más energía sexual y sensibilidad podrán experimentarlos la primera vez que lo intenten, mientras que otros con menos energía o sensibilidad pueden tardar más de seis meses en hacerlo con regularidad. Estos periodos también dependen de la dedicación a la práctica. Damos estas referencias temporales como una estimación aproximada, pero lo más importante es no desanimarse. Si perseveras, lo conseguirás.

Fundamentos de la Respiración

Por extraño que parezca, para aprender a controlar la eyaculación y a hacernos multiorgásmicos comenzamos fortaleciendo y profundizando la respiración. Como se afirma en todas las artes marciales y en las prácticas meditativas, la respiración es la puerta que nos permite controlar el cuerpo. La respiración es al mismo tiempo voluntaria e involuntaria. En otras palabras, habitualmente respiramos sin pensar en ello, pero podemos elegir cambiar el ritmo o la profundidad de nuestra respiración. Esta utilización de la mente para cultivar el cuerpo es la base misma del kung fu sexual.

La respiración también está relacionada con el ritmo cardíaco. Si respiras rápida y superficialmente, como después del ejercicio físico intenso, el ritmo cardíaco aumenta. Si respiras lenta y profundamente el ritmo cardíaco disminuye. Como aprendimos anteriormente, el ritmo cardíaco elevado es una de las característica del orgasmo y la respiración rápida es un signo de que nos estamos acercando a él. Por tanto, el primer paso para controlar el ritmo de la excitación, y por tanto la eyaculación, es respirar lenta y profundamente.

RESPIRACIÓN ABDOMINAL

La mayoría de nosotros respiramos muy superficialmente, habitualmente con el pecho y hombros, lo que hace que nuestros pulmones sólo puedan absorber una pequeña cantidad de oxígeno. La respiración abdominal (la respiración profunda que llega hasta el fondo de los pulmones) es la forma de respirar de los niños recién nacidos. Si observas respirar a un bebé dormido, verás que todo su vientre asciende y desciende con cada respiración. Respirar con el vientre nos permite reemplazar el aire estancado en el fondo de los pulmones por aire fresco y lleno de oxígeno. Es la forma más sana de respirar, pero perdemos este hábito natural cuando la ansiedad y el estrés hacen que acortemos la respiración. Esta respiración corta, producto de la ansiedad, está limitada a la parte superior del pecho. Cuando nos sentimos felices y nos reímos, volvemos a respirar con el abdomen. En este ejercicio aprenderás a respirar con el abdomen como cuando eras un niño.

Unos minutos diarios de respiración abdominal enseñarán a tu cuerpo a respirar profundamente por sí mismo, incluso cuando estés dormido. En medio del calor de la pasión, la capacidad de controlar la respiración será esencial para no precipitarse en la eyaculación y expandir la sensación de orgasmo por todo el cuerpo.

EJERCICIO 1

RESPIRACIÓN ABDOMINAL

1. Siéntate en una silla con la espalda recta y los pies apoyados en el suelo, separados aproximadamente la misma distancia que los hombros.
2. Sitúa las manos sobre el ombligo y relaja los hombros.
3. Inspira a través de nariz y siente expandirse la parte inferior del abdomen y el área del ombligo (por debajo y alrededor de él), de manera que sobresalgan ligeramente. El diafragma descenderá (ver figura 5).
4. Mantén el pecho relajado, espira con fuerza para volver a meter el abdomen, como si tirases del ombligo hacia atrás, hacia la columna. Siente también cómo el pene y los testículos se elevan.
5. Repite los pasos 3 y 4 de dieciocho a treinta y seis veces.

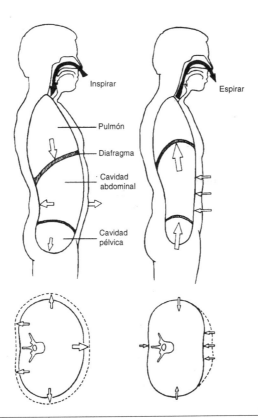

FIGURA 5. RESPIRACIÓN ABDOMINAL

Inspira con la Nariz

Cuando practiques cualquiera de los ejercicios descritos en este libro, inspira siempre a través de la nariz para filtrar y calentar el aire.

Cuando inspiras a través de la boca, respiras aire sin filtrar y sin calentar, por lo que al cuerpo le resulta más difícil de asimilar.

Cuando hayas aprendido a no eyacular es muy importante seguir haciendo este ejercicio de respiración profunda o sencillamente practicar la respiración profunda según tu propio criterio. Te ayudará a hacer circular la energía sexual por todo el cuerpo y a que tus órganos la absorban. La respiración abdominal también masajea los órganos y la próstata y puede aliviar la sensación de congestión que muchos hombres sienten cuando empiezan a dejar de eyacular.

No es tan importante espirar a través de la nariz como inspirar, pero siempre es preferible. Sin embargo, algunos prefieren espirar por la boca cuando respiran profundamente. Adopta el hábito que mejor funcione en tu caso.

Risa Abdominal

Si te cuesta mucho respirar con el abdomen, como les sucede a muchos occidentales, en lugar de la respiración puedes practicar la *risa* abdominal. Es el tipo de risa que hace temblar todo el abdomen. No es la risa falsa del vendedor sino la risa auténtica que compartes con tus amigos íntimos. Es el tipo de risa que puede hacer que te duela el estómago ya que la mayoría de nosotros no estamos acostumbrados a usar esos músculos con frecuencia.

Para reírte con el abdomen, siéntate en una silla mante-

niendo la espalda recta, apoya los pies en el suelo y mantén-
los separados aproximadamente a la misma distancia que los
hombros. Sitúa las manos sobre el abdomen y comienza a
reírte (desde el vientre). Siente cómo vibra tu estómago. Esta
risa abdominal te ayudará a relajar el diafragma y te permitirá respirar desde el abdomen. También te ayudará a generar
mucha energía, que más tarde podrás hacer circular por el
cuerpo para mejorar tu salud y la calidad de tus orgasmos.

EJERCICIO 2

LA CUENTA DEL SIGLO

1. Inspira lentamente (expandiendo el abdomen) y espira
   (contrayéndolo). Cuenta una inspiración y una espiración completas como una respiración.
2. Sigue respirando desde el abdomen y cuenta de uno a
   cien, manteniéndote concentrado en la respiración.
3. Si te das cuenta de que te has despistado, vuelve a
   empezar.
4. Practica este ejercicio dos veces al día hasta que llegues a contar cien fácilmente.

Aumenta Tu Concentración

Este ejercicio está basado en la respiración abdominal que acabas de
aprender y te ayudará a mejorar la concentración. En él debes contar de una a cien respiraciones sin dejar que tu mente divague (una
inspiración y espiración completas se cuentan como una respiración). Es muy simple pero no es fácil de hacer. A la mayoría de la
gente le cuesta contar hasta diez sin despistarse, por lo que contar
hasta cien resultará mucho más difícil. Un hombre multiorgásmico
nos explica su práctica: «Voy al gimnasio, me siento en la sauna y
cuento mis respiraciones: inspiro y espiro, uno, inspiro y espiro, dos,
hasta llegar a cien. A veces mientras estoy respirando y contando
(puedo ir por cincuenta o sesenta) me doy cuenta de que estoy pensando en los valores bursátiles o en cualquier otra cosa y no recuerdo por qué número iba; entonces vuelvo al uno y empiezo a contar
de nuevo hasta cien».

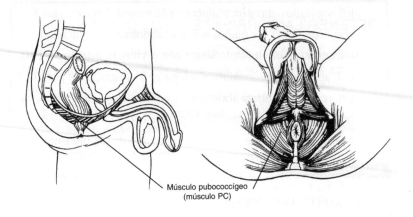

Músculo pubococcígeo
(músculo PC)

FIGURA 6. EL MÚSCULO PC

Fortalece Tus Músculos Sexuales

Ha llegado el momento de desarrollar tu fuerza sexual. El músculo pubococcígeo o músculo PC, que mencionamos en el capítulo anterior, es la banda muscular que se extiende desde el hueso púbico en la parte anterior del cuerpo hasta el coxis en la posterior (ver figura 6). La mayoría de los hombres sienten el músculo coccígeo en el perineo, justo detrás de los testículos y delante del ano. Es el músculo que usamos para retener la micción cuando no podemos encontrar un urinario. El músculo PC también es el responsable de las contracciones rítmicas de la pelvis y del ano durante el orgasmo. En *The G spot*, Ladas, Whipple y Perry describen la importancia del músculo PC: «Si los hombres desarrollan la fuerza de su músculo puboccocígeo, también pueden aprender a ser multiorgásmicos y a distinguir entre orgasmo y eyaculación». Los orgasmos parten de la próstata, por lo que aprender a presionarla con los músculos pélvicos es esencial. Además de tener más y mejores orgasmos, por medio de estos ejercicios impedirás el endurecimiento y la dilatación de la glándula prostática, lo que te ayudará a evitar o a sanar los problemas de próstata.

El músculo PC (que rodea la glándula prostática) es como una válvula que rodea a los genitales, la cual debes aprender a abrir y cerrar. Este músculo entra en funcionamiento cuando intentas expul-

EJERCICIO 3

DETENER LA CORRIENTE

1. Cuando estás a punto de orinar, ponte de puntillas sobre los dedos de los pies. Si es necesario, usa una pared para apoyarte.
2. Inspira profundamente.
3. Espira lentamente, haciendo fuerza para expulsar la orina al tiempo que tiras del perineo hacia arriba y aprietas los dientes.
4. Inspira y contrae tu músculo PC para detener el flujo de orina.
5. Espira y vuelve a orinar.
6. Repite los pasos 4 y 5 de tres a seis veces hasta que hayas acabado de orinar.

sar las últimas gotas de orina. Las mujeres lo sienten muy claramente cuando paren; igualmente, aquellas que han fortalecido sus músculos PC pueden sujetar y presionar el pene en su vagina, con lo que aumentan las sensaciones para ambos miembros de la pareja.

Asimismo, el músculo PC es el que permite a los animales menear la cola. Curiosamente la palabra *pene* significa literalmente «cola» en latín. Con estos ejercicios aprenderás a «mover tu cola» con lo que fortalecerás las erecciones, harás los orgasmos más intensos y podrás distinguirlos de la eyaculación.

DETENER LA CORRIENTE

La forma más sencilla de localizar el músculo PC es detener el flujo de orina cerrando los músculos de la pelvis la próxima vez que vayas al servicio. Contener la orina fue uno de los primeros actos de control sobre tu cuerpo que tuviste que aprender. Ahora, controlar el flujo de orina te ayudará a controlar la eyaculación porque tanto el conducto urinario, como el eyaculatorio y el de la vesícula seminal pasan por la próstata (por eso, cuando la próstata se agranda, el hombre tiene problemas para orinar y eyacular).

Si tu músculo PC es lo suficientemente fuerte, debes ser capaz de interrumpir el flujo de la orina y posteriormente continuar con la micción. Cuando este ejercicio resulta difícil es porque el músculo PC todavía está débil. Al principio, cuando detengas el flujo de orina puedes

Vaciar la Vejiga

Como la vejiga y la próstata están muy cerca una de la otra, si sientes la vejiga llena, debes orinar antes de cultivarte en solitario o de hacer el amor. Tener la vejiga llena puede provocarte la necesidad de eyacular y puede hacer que retener la eyaculación te resulte más difícil.

---

sentir una punzada. Esto es perfectamente normal y debe cesar a las pocas semanas a menos que por alguna razón tengas una infección, en cuyo caso debes ir al médico y resolver ese problema antes de continuar practicando. Si el músculo se resiente, sencillamente debes seguir practicando. Tira del perineo hacia arriba mientras expulsas la orina, esto te ayudará a orinar con más fuerza y a fortalecer los riñones, la próstata y la vejiga, además del músculo PC.

Ponerte sobre la punta de los pies y apretar los dientes te ayuda a hacer el ejercicio más intenso, pero *lo más importante es detenerte y volver a empezar tantas veces como puedas*. Un hombre multiorgásmico describió así su «ejercicio urinario»: «Cuando voy al baño, intento detener el flujo y retomarlo al menos tres veces. Y si tengo tiempo y ganas de divertirme, intento repetirlo cinco, seis o siete veces».

FORTALECER EL MÚSCULO PC

La importancia del músculo PC fue descubierta en Occidente durante la década de los años cuarenta por el ginecólogo Arnold Kegel, creador de los famosos ejercicios Kegel, que ayudan a las embarazadas a controlar la vejiga y facilitan el parto. Las mujeres se dieron cuenta de que estos ejercicios podían aumentar su deseo sexual, intensificar sus orgasmos y ayudarlas a ser multiorgásmicas. Como mencionamos anteriormente, fortalecer este músculo también es muy importante para la salud pélvica y el placer sexual masculino.

En Occidente se utilizan una gran variedad de ejercicios para fortalecer el músculo PC, pero la mayoría son variaciones de la técnica original de Kegel. Todos ellos enseñan a contraer y estirar el músculo, aunque el número de repeticiones y la cantidad de tiempo recomendado

EJERCICIO 4

FORTALECER EL MÚSCULO PC

1. Inspira y concéntrate en la próstata, el perineo y el ano.
2. Cuando espires, contrae el músculo PC alrededor de la próstata y del ano, al tiempo que contraes también los músculos que rodean los ojos y la boca.
3. Inspira y relájate, relaja el músculo PC y los músculos de los ojos y boca.
4. Repite los pasos 2 y 3, contrayendo los músculos cuando espiras y relajándolos cuando inspiras, de nueve a treinta y seis veces.

para mantener las contracciones varía. El ejercicio siguiente está basado en el principio taoísta de que los músculos circulares del cuerpo (los que rodean los ojos, la boca, el perineo y el ano) están conectados. Puedes aumentar la fuerza de tu músculo PC apretando los músculos que rodean los ojos y la boca. Al principio se recomienda practicar este ejercicio sentado, pero posteriormente puedes practicarlo de pie o tumbado.

Contraer los ojos y los labios te ayudará a tensar el músculo PC alrededor de la próstata y del ano, pero *lo más importante de esta práctica es contraer y soltar el músculo PC tan frecuentemente como puedas*, y eso es algo que puedes hacer casi en cualquier lugar: mientras conduces, ves la televisión, envías un fax o asistes a una reunión aburrida. Puedes contar las contracciones que eres capaz de hacer mientras el semáforo está rojo, o puedes mantener una única contracción hasta que se ponga verde.

Intenta practicar este ejercicio al menos dos o tres veces al día, aunque puedes hacerlo todas las veces que quieras. En algún momento, tus músculos pueden resentirse, como cuando practicas las flexiones habituales. No vayas demasiado lejos; aumenta el número y la frecuencia poco a poco y recuerda que la constancia es más importante que el número de flexiones. Una buena forma de practicar a diario es ligar la práctica a ciertos hechos cotidianos, como levantarse por la mañana, ducharse, o acostarse por la noche.

Según los autores de *The G spot*, un hombre con un músculo PC sano debe ser capaz de levantar una toalla colocada sobre su pene erecto con una contracción del músculo (en prácticas taoístas más avanzadas puedes incluso aprender a utilizar pesos para fortalecer tus músculos pélvicos). Por ahora puedes intentar levantar y bajar una toalla, pero evita hacerlo en público. Como señalan los autores de *The G spot*, «la ansiedad que produce actuar ante un público es el gran enemigo de la erección masculina».

Autoplacer y Autocultivarse

El siguiente paso es cultivar la sensibilidad sexual. La forma más sencilla de desarrollar esta conciencia es darse placer a uno mismo. Desgraciadamente, en Occidente, a la mayoría de nosotros no se nos educó desde la perspectiva de que el sexo y la energía sexual son partes naturales y esenciales de nuestra salud general. Lo más probable es que desde la primera vez que empezaste a tocarte tus «partes», tus padres te dijeran (sutil o no tan sutilmente) que mantuvieses las manos fuera de los pantalones. Y aunque esto no impidió que siguieras encerrándote en el baño o en tu habitación, probablemente sientes culpabilidad o vergüenza cuando te masturbas. No eres el único.

La ambivalencia de las culturas cristianas hacia el sexo, en particular el no procreativo, todavía influencia la sociedad occidental y nuestras costumbres sexuales. Un buen ejemplo es el siguiente: en 1994, el Dr. Joycelyn Elders, la más alta autoridad sanitaria de los Estados Unidos, fue obligado a dimitir por declarar públicamente que la masturbación «es parte de la sexualidad humana». Merece la pena mencionar que la prohibición que la cristiandad ha impuesto sobre la masturbación, antes llamada *onanismo*, está basada en una interpretación errónea de la historia bíblica de Onán. Onán fue castigado por negarse a dar un hijo a la esposa de su hermano fallecido, como era costumbre en su tiempo. Su «pecado» no tuvo nada que ver con la masturbación.[1]

La sexualidad taoísta se desarrolló como una rama de la medicina y por tanto no incluye ninguna enseñanza moral específica.[2] No prohibe ningún tipo de actividad sexual humana sino que trata de enseñar a conservar la salud cuando se practican estas actividades. Para los maestros taoístas, la masturbación (que ellos llamaron *práctica solitaria o ejercicio genital*) era la manera esencial de lograr el control eyaculatorio y de aprender a hacer circular la energía sexual para revitalizar todo el cuerpo. (Recuerda que la práctica solitaria, que llamaremos autocultivo o autoplacer, no incluye la eyaculación.)

Según el Tao, el juego es una de las mejores formas de aprender, y «jugar con nosotros mismos» es una excelente manera de fortalecer nuestros genitales e incrementar nuestra energía sexual. Mucha gente se preocupa porque piensa que se masturba en exceso, pero los taoístas sabían que no existe tal cosa, siempre que uno aprenda a controlar la eyaculación. El problema, lo que consume la energía masculina, es el exceso de eyaculación, que puede ocurrir tanto en el coito como en la práctica solitaria.

Según Kinsey y otros estudios más recientes, casi todos los jóvenes, así como la mayoría de los hombres, se masturban.[3] Prohibir o desanimar este aspecto tan importante de la sexualidad infantil y adolescente convierte a los muchachos en ladrones sexuales y les obliga a robar su placer. Es muy posible que tantos hombres tengan problemas de eyaculación precoz porque crecieron con la preocupación de eyacular antes de que les «descubrieran». El Dr. Wardell Pomeroy, en su libro *Boys and sex*, explica que como casi todos los muchachos se masturban, deberían aprender a hacerlo lentamente y durante largos periodos para poder hacer el amor durante más tiempo cuando sean adultos sexualmente activos.

Los taoístas añadirían que los muchachos deben aprender a darse placer sin eyacular. Los jóvenes o adolescentes que eyaculan en exceso se suelen encontrar con que la energía y la motivación de que disponen para realizar otras actividades decae significativamente. Mantak Chia, uno de los autores de este libro, nació y creció en Tailandia. Cuando era niño, se sentaba en la escuela junto a otro niño que tuvo que repetir el cuarto curso cuatro veces. El muchacho se masturbaba en clase todos los días cuatro o cinco veces y eyaculaba dentro de una botella. Obviamente este es un caso extremo, pero según el taoísmo, su fracaso escolar está plenamente justificado: literalmente estaba vaciándose a sí mismo y vaciando su cerebro. La expresión «follar hasta perder la cabeza» es una descripción precisa del estupor que sigue a las eyaculaciones repetidas.

Muchos hombres (y mujeres) casados o que mantienen una relación continúan cultivando el placer en solitario. En 1972, la Asociación Médica Americana informó a los médicos por medio de un libro llamado *Sexualidad humana* de que «la masturbación es practicada por hombres y mujeres de todas las edades, a menudo como complemento del coito sexual, y las mujeres tienden a masturbarse más cuando se hacen mayores» (las estadísticas sugieren que aproximadamente el 70 por ciento de los hombres y mujeres casados se dan placer a sí mismos).[4] El placer con uno mismo no puede sustituir la práctica sexual con una pareja, pero puede constituir un complemento valioso. Un estudio reciente llevado a cabo a nivel nacional y patrocinado por la Universidad de Chicago ha descubierto que las personas que practican el sexo de manera regular con su pareja tienden a darse placer a sí mismos con más frecuencia que los que no lo hacen.[5]

El placer autoinducido puede ayudar a aliviar la tensión acumulada cuando lo que se necesita más es una descarga sexual y no un encuentro íntimo. También puede ayudar cuando la pareja está cansada, distraída o tiene menos apetito sexual (si habitualmente tu pareja tiene menos apetito sexual que tú, recomiéndale la lectura del capítulo 6, y asegúrate también de que ambos leéis la sección llamada «Las estaciones de nuestra vida sexual» en el capítulo 9). Si por la razón que fuera sientes que no puedes darte placer a ti mismo, puedes aprender a hacerte multiorgásmico con tu pareja. Puede que tardes un poco más, pero eso es todo. También puedes practicar los ejercicios que ya has aprendido: respiración abdominal, la cuenta del siglo, detener la corriente y las flexiones del músculo PC.

Nadie nos enseña a darnos placer a nosotros mismos. Y, si tenemos en cuenta el escándalo que se produjo cuando el inspector general de sanidad Elders sugirió que quizá la masturbación «debería enseñarse», concluiremos que no es nada probable que se incluya próximamente entre las materias docentes. Casi todos aprendemos a

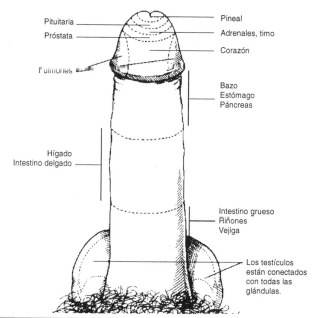

FIGURA 7. REFLEXOLOGÍA DEL PENE

masturbarnos a toda prisa, en soledad, o con otros muchachos igualmente inexpertos. Ninguna de estas circunstancias nos ayuda a desarrollar una verdadera sensibilidad —o una gran habilidad— por lo que a continuación te ofrecemos algunas sugerencias.

EXPERIMENTA TU PROPIO PLACER. Si utilizas pornografía o textos eróticos para excitarte, una vez que lo logres intenta dirigir la atención a tus sensaciones corporales. La pornografía, aunque puede aumentar nuestra energía sexual, nos distrae y puede hacer que nos resulte difícil concentrarnos en las sensaciones corporales cuando estamos cerca del orgasmo. Muchos hombres aprenden a darse placer con la pornografía, y aunque este no es el mejor lugar para discutir los pros y los contras de esta costumbre o de la industria sexual, es importante reconocer que la pornografía tiene éxito cuando te aleja de ti mismo. En las prácticas sugeridas por este libro tienes que ir hacia dentro y experimentar tu propio placer, no la idea del placer que pueda tener otra persona.

ESTIMULA TODO EL PENE. *Es importante estimular todo el pene.* La mayor parte de los hombres se centran fundamentalmente en el glande, que es la parte más erógena. Pero, según la medicina china, las distintas partes del pene se corresponden con los miembros y órganos de nuestro cuerpo (ver figura 7). Para evitar estimular en exceso una parte del cuerpo, intenta frotar todo el pene, tanto el cuerpo como el glande.

TÓCATE LOS TESTÍCULOS. Si no acostumbras a tocarte el escroto, quizá quieras probarlo. Los testículos pueden mostrarse especialmente sensibles a un toque ligero, y muchos hombres disfrutan también cuando tiran del escroto. Frotar los testículos aumenta la producción de testosterona, lo que añade potencia al cuerpo, aumentando la producción de esperma y mejorando la salud general (ver masaje de testículos en el capítulo 8). En la sección siguiente describimos la técnica para «tirar del escroto», que puede ayudarte a retrasar la eyaculación, pero de momento debes aprender a tocarte el escroto por simple placer.

EXPLORA EL PUNTO DEL MILLÓN DE DÓLARES. Durante la masturbación debes explorar el perineo y el punto del Millón de Dólares (junto al ano). Presionar sobre este punto justo antes de eyacular te ayudará a detener el reflejo eyaculatorio, pero, una vez más, de momento sólo estás explorando por placer. Cuando presionas o aprietas este punto envías más sangre hacia el pene, lo que puede provocar sensaciones agradables. Una presión intensa y rítmica aplicada en este lugar imita las contracciones de la próstata que acompañan a la fase contráctil del orgasmo.

Es preferible estimular el punto del Millón de Dólares cuando se ha logrado la erección y se está muy excitado ya que, como comentábamos anteriormente, el pene se excita e hincha de adelante hacia atrás. Si no sientes ninguna sensación o si sientes una sensación incómoda, detente y espera a estar más excitado. Si este lugar no llega a excitarte sexualmente, vuelve a centrarte en el pene y en el escroto.

TÓMATE EL TIEMPO QUE NECESITES. Es importante tomarse todo el tiempo que se desee para disfrutar y aprender a prolongar la eyaculación. Hartman y Fithian comentan: «A lo largo de nuestro trabajo con más de mil casos, hemos descubierto que si un hombre puede aprender a prolongar la masturbación de quince a veinte minutos, podrá prolongar el coito todo el tiempo que quiera. Este periodo de tiempo (de quince a veinte minutos) parece ser crítico y una vez superado, se tiene la situación controlada. Es así de simple»:

Puede parecer mucho tiempo, y lo es, especialmente si estás acostumbrado a masturbarte a toda prisa en dos o tres minutos. Un hombre multiorgásmico explicaba así la diferencia: «Cuando jugaba conmigo mismo, solía eyacular en unos pocos minutos, simplemente para aliviar la tensión, porque estaba aburrido o por lo que fuera. El cultivo personal es diferente. Intento jugar conmigo mismo sin *irme* todo el tiempo que pueda. Después de intentarlo unas cuantas veces pude prolongarlo durante veinte minutos». Cuando seas multiorgásmico podrás alcanzar muchas cumbres orgásmicas (sin eyacular) a lo largo de esos veinte minutos y podrás hacer circular la energía rejuvenecedora y sanadora por todo tu cuerpo. Otro hombre multiorgásmico describió esta práctica como «algo que está a medio camino entre la masturbación y la meditación».

Lo último que querríamos hacer es que el autoplacer te resultara mecánico o supusiera una carga y, al igual que cuando hacemos el amor, no hay un número correcto de orgasmos ni una cantidad concreta de tiempo que sea la ideal. Ambos dependen de la situación, del tiempo libre de que dispongas y de tu nivel de excitación. Si empiezas a sentirte aburrido, pregúntate cuál es la causa de tu aburrimiento. ¿Estás volviendo a caer en antiguos hábitos? ¿Tu forma de tocarte se está volviendo mecánica? ¿Estás demasiado centrado en los genitales? ¿Estás distraído? Si no puedes concentrarte, intenta practicar el ejercicio de respiración descrito en el capítulo siguiente para volver a conectar con tu cuerpo.

Generalmente consideramos que sensibilizar nuestros cuerpos y mimarnos no es muy masculino, pero el placer es tan masculino como el dolor y además es mucho más divertido. Una buena forma de realizar estas prácticas es empezar por tomar un buen baño caliente (quizá con un poco de sésamo calmante y aceite de oliva) y darse un masaje corporal. Una iluminación tenue o la luz de las velas te ayudarán a centrarte. Otra posibilidad es sentarte frente a un espejo (con o sin vela) donde puedas contemplar tu cuerpo. Intenta sentir su

sensualidad; toca y siente tus manos y brazos, tus pies (si puedes llegar hasta ellos), pantorrillas y muslos. Tócate el pecho y los pezones. Cuando te des placer, intenta masajearte y acariciarte los muslos y el estómago antes de concentrarte en los genitales.

CULTIVA EL AMOR. Aunque la mayoría de los hombres se dan
placer a sí mismos (se sientan culpables o no), muy pocos son capaces de hacerlo con una actitud amorosa, cultivando el amor hacia sí
mismos mientras lo hacen. Cultivar el amor hacia uno mismo es esencial si se quiere ser un compañero amoroso para los demás. La
energía sexual sólo amplifica la energía que ya está en nuestro cuerpo, sea positiva o negativa. Si lo que sientes es amor, el amor aumentará con el deseo sexual, pero si lo que sientes es odio, entonces
aumentará el odio. Es esencial que entiendas cómo la energía sexual
amplifica tus emociones, tanto cuando practicas en solitario como en
pareja. Cultivar la energía sexual convirtiéndola en amor y bondad te
ayudará a no eyacular; es mucho más difícil mantener el control si
sientes ira o impaciencia.

En la sexualidad taoísta no puedes separar los genitales del
corazón porque la energía sexual circula por todo el cuerpo. Como
explicó un hombre multiorgásmico: «Antes intentaba mantener separados el sexo y las emociones, pero con la práctica de la sexualidad
taoísta, mis genitales están cada vez más conectados con el corazón
y he descubierto en mí un amor real y profundo por mi compañera, e
incluso por otras personas».

Los taoístas practican un ejercicio muy simple para conectar el
corazón con los genitales (el amor y el sexo). Inténtalo si te encuentras irritado, frustrado o distraído antes de empezar el contacto sexual
contigo mismo o con tu pareja: pon tu mano derecha sobre la ingle y
los genitales y la izquierda sobre el corazón, conectando así la energía
sexual con el amor. Si sientes cólera, odio u otras emociones negativas muy a menudo, debes transformar estas energías antes de cultivar
la energía sexual. La sonrisa interna y seis sonidos sanadores (técnicas descritas en el libro *Sistemas taoístas para transformar el estrés
en vitalidad,* de Mantak Chia) pueden ayudarte, y también te ayudará
una buena terapia psicológica.

El autoamor, que es muy distinto del egoísmo y del narcisismo, es la
base de cualquier práctica, sea solitaria o a dúo. En el libro *The G spot,*

EJERCICIO 5

DARSE PLACER A UNO MISMO

1. Empieza por lubricarte el pene. El lubricante hará que aumenten tus sensaciones. En general, el aceite es mejor que la loción, que suele secarse más rápidamente.
2. Date placer como prefieras y recuerda que debes masajear y estimular la totalidad del pene, el escroto y el perineo, incluyendo también el punto del Millón de Dólares.
3. Intenta mantenerte consciente de tu nivel de excitación: date cuenta del hormigueo que sientes en la base del pene, de los distintos estadios de la erección; siente cómo va aumentando el ritmo cardíaco.
4. Cuando estés cerca de la eyaculación, detente y espera. Intenta sentir las contracciones del músculo PC y del ano durante la fase contráctil del orgasmo, pero no debes sorprenderte si tardas algún tiempo en sentirlas sin eyacular. También puedes presionar el músculo PC que rodea a la próstata si esta comienza a contraerse y temes rebasar el límite.
5. Una vez recuperado el control, puedes volver a empezar todas las veces que quieras y continuar todo el tiempo que desees.

los autores advierten que no han escrito un libro sobre el amor. Nuestro libro tampoco trata del amor, es fundamentalmente un libro sobre sexualidad. Pero los taoístas sabían que si quieres ser una persona sana no puedes separar ambas cosas.

Ahora prueba a hacer el ejercicio de darte placer a ti mismo; te ayudará a expandir tu sensualidad y a extender el placer por todo tu cuerpo. En la sección siguiente aprenderás alguno más de esos complicados ejercicios destinados a controlar la excitación y a hacerte multiorgásmico. Pero como todos ellos se basan en ser muy consciente del propio placer, empezaremos por darnos placer a nosotros mismos.

Si puedes experimentar las contracciones involuntarias del músculo PC durante la fase contráctil del orgasmo sin eyacular, ya estás en el camino que te llevará a ser un hombre multiorgásmico. Y si llegas a tener dos miniorgasmos, ¡ya lo has conseguido! Al principio estos orgasmos no serán muy intensos, no sentirás temblar la tierra, pero acabarán extendiéndose a todo el cuerpo. De momento, dedícate a disfrutar los temblores que te producen estos miniorgasmos. Un hombre multiorgásmico explicó su experiencia con estas palabras: «Cuando estoy a punto de llegar a la eyaculación, me detengo, me relajo y respiro. Es como si me dejara ir o me dejara caer hacia atrás en un orgasmo sin eyaculación. A veces siento un tirón placentero en la próstata. Otras veces lo siento por todos mis genitales y es tan intenso como un orgasmo eyaculatorio (más intenso incluso). Mi esposa no suele saber si he eyaculado o no hasta que se lo digo».

Si todavía no puedes sentir la fase contráctil del orgasmo y la presión que sientes en la pelvis te resulta muy incómoda, puedes intentar hacer el ejercicio de masaje pélvico que describimos un poco más adelante en este mismo capítulo o también puedes simplemente eyacular. Si retiras la energía sexual de la pelvis y la masajeas, aliviarás la presión que todo el mundo siente cuando empieza a practicar. Asimismo, si accidentalmente vas demasiado lejos y eyaculas, no te castigues por ello. Recuerda que estás aprendiendo a realizar estos ejercicios y a controlar el ritmo de tu excitación.

Aprende a Controlar la Eyaculación

Ahora que has comenzado a aprender a controlar la respiración y los músculos sexuales, estás preparado para aprender algunas técnicas específicas con las que podrás controlar la eyaculación cuando estés muy excitado. Cuanto más practiques los ejercicios aprendidos hasta el momento, más fácil te resultará practicar los que te proponemos a continuación y evitar traspasar el punto de No Retorno.

DETENERSE

En primer lugar, lo más importante es ser consciente en todo momento del ritmo de la propia excitación y *detenerse unos toques antes* (o unos movimientos antes si estás con tu pareja) del momento en que piensas que vas a eyacular. Muchos sexólogos le llaman la *técnica de detenerse y volver a empezar*, pero es simple sentido común. En general, más vale pararse demasiado pronto que demasiado tarde. Al principio, probablemente tendrás que dejar de estimularte durante diez o veinte segundos para permitir que se diluya el impulso eyaculatorio.

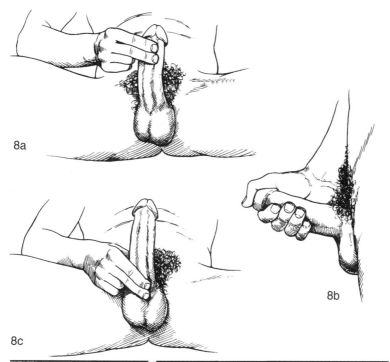

8a

8b

8c

FIGURA 8. RETRASAR LA EYACULACIÓN CON EL MÉTODO DE APRETAR

RESPIRAR

La respiración profunda que ya hemos comentado anteriormente es muy importante para controlar el ritmo de excitación y retrasar la eyaculación cuando estás muy excitado. Una técnica particularmente efectiva es la inspirar profundamente y contener la respiración durante unos segundos hasta que el impulso de eyacular desaparezca. Sin embargo, algunos hombres multiorgásmicos respiran rápidamente para retrasar la eyaculación (esta respiración superficial y rápida es llamada *la respiración de fuego* en la tradición del yoga). La respiración profunda y lenta ayuda a controlar la energía sexual, mientras que la superficial y rápida sirve para dispersar la energía. Puedes experimentar con ambas y ver cuál funciona mejor en tu caso.

CONTRAER EL MÚSCULO PC

Como ya hemos mencionado, el músculo PC rodea la próstata y el semen debe discurrir a través de ella durante la fase de expul-

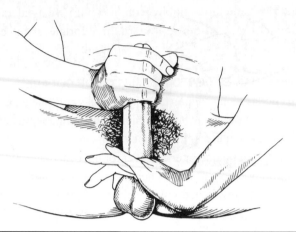

FIGURA 9. TIRÓN ESCROTAL

sión. Aprendiendo a presionar la próstata durante la fase contráctil (cuando se contrae involuntariamente), se puea evitar pasar de la fase de contracción a la de expulsión. (Entre la contracción y la expulsión está el infame «punto de No Retorno»). Un hombre multiorgásmico describió su experiencia así: «Retengo la eyaculación contrayendo el músculo PC en el momento preciso. Me ha costado mucho tiempo llegar a dominar este proceso, pero el resultado definitivamente merece la pena».

APRETAR EL PENE

Muchos sexólogos recomiendan apretarse el pene, una técnica que fue desarrollada originalmente para ayudar a los hombres que eyaculan «prematuramente». Es muy simple. Sólo tienes que colocar dos dedos de una mano en la parte inferior del pene, después sitúa el pulgar en la parte superior y aprieta (ver figura 8a). Algunos hombres comentan que para reducir un poco su nivel de excitación agarran el pene como si fuera el manillar de una bicicleta, apretando en la punta o en la parte inferior con el pulgar (ver figura 8b). Estás técnicas son muy efectivas en la práctica solitaria, pero resultan un tanto incómodas cuando se realiza el coito con otra persona ya que hay que retirarse. A fin de estar preparado para esta situación, intenta apretarte la punta del pene utilizando la mente. Con la práctica, podrás conseguirlo y evitarás la torpeza de tener que usar las manos. Otra buena técnica es apretarse la base del pene (recuerda que debes apretarla también con la mente). Te ayudará a controlar el nivel de excitación y a expandir y fortalecer tus erecciones (ver figura 8c).

PRESIONAR EL PUNTO DEL MILLÓN DE DÓLARES

Una de las técnicas taoístas más antiguas consiste en presionar el punto del Millón de Dólares al tiempo que contraemos el músculo PC. Esto nos ayuda a retrasar la eyaculación porque desvía nuestra atención al tiempo que interrumpe el reflejo eyaculatorio. Es una técnica simple y efectiva. En primer lugar debes localizar el punto del Millón de Dólares, situado justo delante del ano (ver figura 2, página 35). Cuando presionas en el lugar correcto debes sentir una pequeña hendidura. Tendrás que empujar el dedo hacia arriba hasta tocar la primera articulación. Un hombre multiorgásmico describió su experiencia así: «Presionar sobre el punto del Millón de Dólares durante un rato disminuye la erección ligeramente y reduce mucho el riesgo de eyacular». Puedes utilizar esta técnica durante el coito sin necesidad de retirarte.

TIRAR DEL ESCROTO

Como los testículos tienen que acercarse al cuerpo para poder propulsar el semen hacia fuera, alejarlos del cuerpo ayuda a retrasar la eyaculación. Dibuja un círculo con el pulgar y el índice alrededor del escroto (ver figura 9) y estira firmemente hacia abajo.

RETIRAR LA ENERGÍA SEXUAL

Más que en las técnicas mecánicas, el secreto para evitar la eyaculación reside en aprender a bombear la energía sexual, alejándola de los genitales y haciéndola ascender por la columna hacia el resto del cuerpo. Si sigues acumulando energía sexual en la zona de los genitales, acabará siendo imposible de controlar y saldrá disparada hacia fuera por el camino más directo que tiene: a través del pene. Sin embargo, si retiras la energía, te resultará mucho más fácil evitar la eyaculación. Como comentamos en el capítulo anterior, este es el secreto que te permitirá aprender a sentir orgasmos en todo el cuerpo. En la sección siguiente daremos instrucciones detalladas para mostrarte cómo hacer circular la energía sexual por todo el cuerpo, pero, entre tanto, sencillamente imagina que la energía sexual sale del

EL HOMBRE MULTIORGÁSMICO   78

EJERCICIO 6

SEPARAR EL ORGASMO DE LA EYACULACIÓN

1. Empieza lubricándote el pene como hiciste en el ejercicio de darte placer a ti mismo.
2. Antes de centrarte en los genitales, recuerda que debes tocarte y masajearte el resto del cuerpo, especialmente el vientre, los muslos y los pezones.
3. Date placer como más te guste, recordando estimular todo el pene, el escroto y el perineo.
4. Presta atención a tu ritmo de excitación. Una vez más, intenta tomar conciencia de los distintos niveles de excitación: siente el hormigueo en la base del pene, los distintos estadios de la erección; siente cómo cambia la respiración y se acelera el pulso.
5. Cuando sientas que te estás acercando al punto de No Retorno, detente, respira y contrae ligeramente el músculo PC alrededor de la próstata. Además, también puedes retrasar la eyaculación presionando el punto del Millón de Dólares, utilizando el tirón escrotal, presionando en la punta del pene con el dedo o utilizando la mente para hacerlo. Puedes experimentar y ver cuál de estas técnicas funciona mejor en tu caso, pero lo más importante es estar muy atento a la propia excitación y detenerse a tiempo, al menos unos cuantos toques antes de llegar al punto de No Retorno.
6. Si sientes que estás demasiado excitado y te resulta difícil mantener el control, intenta retirar la energía sexual hacia la columna con tu mente, apretando y soltando varias veces el músculo PC. Si sigues sintiéndote demasiado excitado y fuera de control, detente de diez a veinte segundos concentrándote en la respiración profunda.
7. Intenta sentir las contracciones del músculo PC y del ano que tiene lugar durante la fase contráctil del orgasmo.
8. Después de haber alcanzado varias cumbres sin eyacular, detente. Te sentirás en paz y/o energetizado. Intenta sentir la energía circulando por todo tu cuerpo y las sensaciones de hormigueo, picor o pinchazos que te produce.

pene, pasa por el perineo y sube por la columna. La contracción del perineo ayuda a bombear la energía hacia arriba y te prepara para el ejercicio de la Gran Aspiración que describimos más adelante en este mismo capítulo.

En el ejercicio 6 utilizarás estas técnicas para calmarte un poco cuando empieces a sentirte muy excitado. Una vez más, intenta experimentar los placenteros espasmos de la próstata y el ano (orgasmos de la fase contráctil) sin eyacular. Esta es la descripción que hace un hombre multiorgásmico de su capacidad de sentir orgasmos sin eyacular; «Hago varias cosas: 1) el hecho de variar y no repetir las mismas cosas una y otra vez (variar la profundidad de la penetración cuando hago el amor, o usar toques diferentes cuando estoy conmigo mismo) parece servir de ayuda; 2) voy más lento cuando siento que me estoy acercando al límite; 3) practico los ejercicios de respiración profunda; 4) y movilizo el *chi* acumulado en mi columna, extendiéndolo por la órbita microcósmica».

Sean cuales sean las técnicas que uses para excitarte o para calmarte, *los puntos más importantes de la práctica son: respirar, apretar el músculo PC y aprender a relajarse en el orgasmo sin eyaculación.*

ENCONTRAR EL CAMINO

Presión Pélvica

La presión que sientes en la zona pélvica es el resultado de la gran cantidad de sangre y de *chi* que han sido bombeados hacia esa zona y del aumento de tu energía sexual. Si esta presión te resulta muy incómoda, no te detengas y eyacula, o utiliza la respiración profunda, las flexiones del músculo PC y el masaje del perineo (que describimos más adelante en este mismo capítulo, en la sección llamada «el Bloqueo Dactilar»), para aliviar la tensión. Cuando aprendas a sentir las pulsaciones de la próstata y a aspirar la energía sexual hacia arriba, será mucho menos probable que sientas presión en los genitales. Un hombre multiorgásmico describió así su experiencia: «Cuando me detengo, mi pene sigue duro un par de minutos más, pero no me siento tenso ni incómodo. No siento presión en los genitales porque hago los ejercicios respiratorios y aspiro la energía hacia arriba. Simplemente me siento relajado».

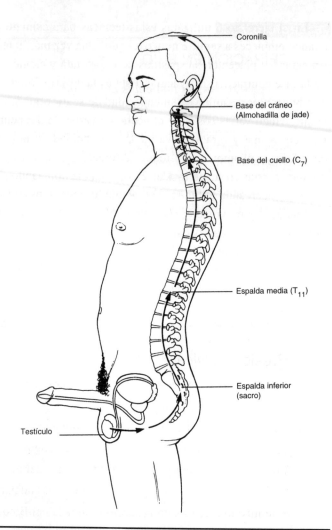

Coronilla

Base del cráneo
(Almohadilla de jade)

Base del cuello (C_7)

Espalda media (T_{11})

Espalda inferior
(sacro)

Testículo

FIGURA 10. RETIRAR LA ENERGÍA HASTA LA CORONILLA

Aprende a Controlar la Energía Sexual

En la sección siguiente vas a aprender la Aspiración en Frío, la técnica taoísta para retirar la energía sexual de los testículos y hacerla circular por todo el cuerpo *antes* de estar excesivamente excitado e incómodo. Y dos secciones más adelante aprenderás la Gran Aspiración, que puedes practicar cuando ya estés muy excitado y te sientas incómodo. Pero te resultará mucho más fácil trabajar con tu

LA ASPIRACIÓN EN FRÍO

1. *Tócate o rodea los testículos* con la mano para calentarlos hasta que empieces a sentir un leve hormigueo, el primer movimiento de tu energía sexual (si te encuentras en un lugar público, simplemente puedes tener un pensamiento o fantasía sexual).

2. *Inspira y tira suavemente hacia arriba* de los músculos que rodean a tus testículos, perineo y ano. Mientras inspiras y tensas los músculos, imagina que absorbes esta energía sexual, retirándola de los testículos hacia el perineo, el ano y el coxis.

3. *Espira y relaja los músculos*, pero permanece atento a tu creciente energía sexual.

4. *Continúa inspirando y tirando hacia arriba y después espira y relájate* varias veces más hasta que puedas percibir una sensación cálida y hormigueante en el perineo. Una vez que sientas que la energía sexual está movilizada puedes utilizar la espina dorsal como si fuera una paja que te ayuda a absorber esa energía desde los testículos y el perineo, a lo largo de la columna, hasta la base del cráneo. (Hunde la barbilla ligeramente hacia atrás, lo que te ayudará a elevar la energía de la columna a la cabeza.) Repítelo de cinco a diez minutos, o hasta que veas una luz o sientas un hormigueo en la cabeza. Intenta hacer circular la energía dentro de la cabeza con la mente.

5. *Finalmente, tócate el paladar con la lengua* un par de centímetros por detrás de los dientes, en el lugar donde el paladar se curva (ver figura 11). La lengua funciona como un interruptor que conecta los canales anterior y posterior del cuerpo, permitiendo que la energía fluya hacia abajo por la parte anterior hasta el ombligo.

energía sexual cuando aún estés «fresco», por lo que te animamos a aprender este ejercicio antes de practicar la Gran Aspiración. Si aprendes a practicar con éxito la Aspiración en Frío, apenas necesitarás usar la Gran Aspiración. Cuanto antes empieces a retirar la energía de los genitales, más fácil te resultará extender y experimentar los orgasmos en todo el cuerpo. Finalmente podrás utilizar tu energía sexual para sanarte y conservar la salud.

Cuando tengas un contacto sexual, contigo mismo o con tu pareja, la Aspiración en Frío te permitirá contener el impulso de eyacular.

Y cuando sientas ganas de tener un contacto sexual, pero no quieras o no puedas tenerlo, la Aspiración en Frío te ayudará a aliviar la «presión» de la excitación y a transformar la energía sexual en creatividad y vitalidad. Michael Winn explica: «He enseñado esta técnica a miles de hombres occidentales y mi experiencia me ha revelado que es la forma más rápida y segura de aliviar el deseo y la frustración sexual, así como de aumentar el flujo de energía creativa en el corazón y en el cerebro. Esta técnica permite al hombre cultivar su energía sexual en cualquier momento y lugar: mientras espera que le atiendan en el banco, cuando está trabajando en su oficina, e incluso cuando se despierta a media noche con una erección porque ha tenido un sueño erótico».

La Aspiración en Frío

A la Aspiración en Frío también se la conoce con el nombre de «*Respirar con los Testículos*», porque esta técnica hace que los testículos suban y bajen, como si estuvieran respirando. En realidad, se usa la mente y los músculos para elevar y bajar los testículos,y para retirar energía sexual de los genitales y dirigirla hacia la cabeza. Para los taoístas, el orgasmo no eyaculatorio no sólo permite a los hombres evitar la pérdida de semen (y las hormonas, proteínas, minerales, vitaminas y aminoácidos que contiene), sino evitar también la pérdida de la energía bioeléctrica (el *ching-chi*) generada por el esperma.[6] Los testículos fabrican las hormonas sexuales y la energía sexual, y a partir de ellos elevamos la energía por la columna hasta el cerebro (ver figura 10). Esto nos permite retirar la energía sexual de los genitales y finalmente producir una ola de energía revitalizante y refrescante que asciende por la columna estimulando todas las terminaciones nerviosas que encuentra a su paso. Podrás sentir esta ola de placer orgásmico en cualquier momento sin necesidad de estar excitado sexualmente. Eso hará que sientas que tu día ha merecido la pena, y quizá justifique también tu semana, tu mes, ¡e incluso toda tu vida!

ELEVAR LA ENERGÍA

Lleva cierto tiempo aprender a hacer circular esta energía, por lo que no debes desanimarte, especialmente si no tienes mucha experiencia con la meditación u otras artes que trabajan el aspecto interno. También es muy posible que sientas la energía en algunos puntos de la columna pero no en otros. La forma de saber si has completado el ejercicio con éxito es comprobar si la energía ha llegado al cerebro.

Te resultará sorprendente comprobar que puedes movilizar esta energía de forma casi inmediata. Como dijimos al principio del capítulo, lograrlo dependerá en gran medida de tu energía sexual y de tu sensibilidad. Un hombre multiorgásmico nos explica su experiencia: «Desde la adolescencia, siempre he tenido mucha energía sexual, lo que me ha llevado a sentirme muy frustrado. Pensé que había que ser un yogui y vivir treinta años en una cueva para aprender a controlar la propia energía sexual. Después de aprender este ejercicio tan simple, me quedé sorprendido de que en sólo diez minutos podía experimentar el hormigueo en la columna y en la cabeza. A los pocos meses pude controlar mi deseo desmedido y eliminar el sentimiento de frustración que me había acompañado durante tantos años».

ENCONTRAR EL CAMINO

Soltarse

Si tienes la espalda o la pelvis muy tensas, te resultará difícil elevar la energía sexual por la columna. Es muy importante que relajes la zona pélvica, la columna vertebral y el cuello. Imagínate que vas montado en un caballo a galope y que mueves la pelvis hacia adelante y hacia atrás, dejando que la barbilla oscile arriba y abajo. La médula espinal debe balancearse como una ola.

CONDUCIR LA ENERGÍA HACIA ABAJO

Además de elevar y hacer circular la energía desde los genitales hasta el cerebro a lo largo del canal posterior, también es esencial que la dirijas hacia abajo por el canal anterior hasta el abdomen, donde puede ser almacenada de manera segura. A los hombres les suele resultar mucho más difícil hacer circular la energía hacia abajo que elevarla. Michael Winn nos lo explica: «Muchos hombres se dan cuenta de que es fácil elevar la energía por la columna, ya que los testículos y el cerebro están conectados. Algunos llegan a descubrir este camino de manera natural, pero a la mayoría de los hombres les

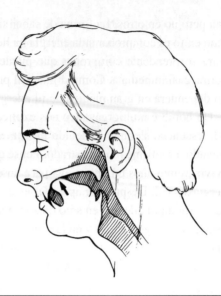

FIGURA 11. TOCAR EL PALADAR CON LA LENGUA

cuesta más hacer descender la energía por delante porque se encuentran con sus órganos y porque tienen mucha energía emocional retenida inconscientemente en esa zona. A las mujeres que realizan esta práctica les suele resultar más fácil descender la energía por delante, pero tal vez les cueste más elevarla por la columna. En algunos casos me he encontrado con hombres a los que les es más fácil elevar la energía por el canal frontal, en cuyo caso simplemente recomiendo que hagan circular la energía en sentido contrario».

Aunque todos los pasos descritos nos ayudan a elevar la energía, la *contracción del ano es la parte más importante de esta práctica porque es esta acción de apretar la que literalmente bombea la energía hacia la columna.* Con la práctica, aprenderás a confiar en la mente y con una sola contracción rápida del ano podrás llevar la energía hasta la cabeza.

Al principio trabajarás con la elevación de la energía hasta la cabeza, lo que te ayudará a experimentar orgasmos «cerebrales» o en todo el cuerpo y te hará sentirte energetizado. Pero también es muy importante que aprendas a llevar la energía hasta el ombligo para restablecer el equilibrio y permitir que tu cuerpo la almacene para su uso posterior (ver figura 12). Los taoístas conocían bien la verdad de la expresión «todo lo que sube debe volver a bajar».

Los occidentales suelen bromear sobre los yoguis que se sientan a contemplarse el ombligo. Para la mayoría de la gente el ombligo sólo es un vestigio del cordón umbilical, pero en realidad se trata de nuestro centro físico y energético. Fue nuestra primera conexión con el mundo exterior: todo el oxígeno, la sangre y los nutrientes fluían hacia nuestro cuerpo fetal a través de ese *pasadizo* abdominal. En el ombligo tenemos un reserva energética en la que podemos almacenar a buen recaudo la energía generada durante nuestra práctica. Posteriormente el cuerpo podrá «digerir» esta energía según la necesite. Asimismo, si al principio no consigues elevar la energía sexual hasta la cabeza, puedes conducirla por la columna hasta el abdomen y almacenarla directamente en el depósito del ombligo. Si prácticas un poco, podrás elevar la energía hasta arriba en muy poco tiempo.

ENCONTRAR EL CAMINO

Lo que te Puede Pasar...

NO SIENTO MI ENERGÍA SEXUAL

Cuando la energía sexual no está muy activada es fácil de elevar y al cuerpo le resulta fácil digerirla porque no está muy caliente. Pero si, tocándote los testículos o recreándote en una fantasía sexual no sientes suficiente energía sexual, puedes estimularte directamente los genitales.

NO PUEDO ELEVAR LA ENERGÍA POR LA COLUMNA

Si tienes problemas para elevar la energía por la columna, puedes ayudarte utilizando el bombeo natural de esta. El fluido cefalorraquídeo baña el cerebro y la columna. Este fluido circula gracias a los dispositivos de bombeo situados en el sacro (en la parte posterior de la pelvis) y en la base del cráneo, que también pueden ayudar a elevar la energía por la columna (ver figura 13). Actualmente estos dispositivos de bombeo son utilizadas por los médicos osteópatas, pero ya

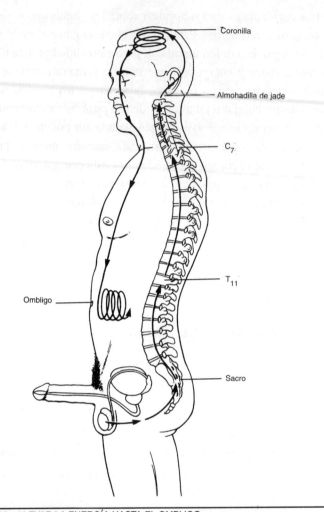

Coronilla

Almohadilla de jade

C_7

T_{11}

Ombligo

Sacro

FIGURA 12. LLEVAR LA ENERGÍA HASTA EL OMBLIGO

eran conocidas por los antiguos taoístas hace miles de años. Puedes practicar el siguiente ejercicio estando de pie o sentado.

1. Activa el dispositivo de bombeo del sacro apretando el ano hacia arriba, hacia el coxis, y balanceando la pelvis hacia adelante y hacia atrás.

2. Activa el dispositivo de bombeo craneal (en la base del cráneo) metiendo la barbilla hacia dentro y hacia arriba

y volviendo a sacarla después, dibujando con suavidad un pequeño círculo. Mantén relajados los músculos de la mandíbula y el cuello.

3. Una vez activado el bombeo del sacro y el craneal, descansa y comienza a elevar la energía por la columna hasta el cerebro. Enfoca los ojos hacia la parte alta de la cabeza, eso te ayudará a dirigir la energía hasta la coronilla. Repite estos bombeos hasta que sientas elevarse la energía.

NO PUEDO HACER DESCENDER LA ENERGÍA

Como hemos mencionado anteriormente, muchos hombres y algunas mujeres encuentran dificultades para hacer descender la energía. Usando las manos, puedes frotarte el canal frontal que discurre por la línea media del cuerpo, bajando desde la frente hasta la garganta, el pecho y el vientre. También puedes intentar «tragar» la energía junto con la saliva. (Si esto no funciona, tal vez tengas un bloqueo en el canal frontal. Ver la sección «Encontrar el camino: abrir los bloqueos del canal central», más adelante en este mismo capítulo.)

1. Da vueltas con la lengua por el interior de la boca para activar tus glándulas salivales.

2. Cuando hayas almacenado una gran cantidad de saliva dentro de la boca, absorbe la energía sexual que ahora tienes en el cerebro en tu saliva, centrando la atención en ella. (Recuerda que la energía sigue al pensamiento.)

3. Trágate la saliva de un golpe y síguela con la mente en su fluir por el esófago y el estómago. Repite este ejercicio e imagina que la energía se va almacenando en tu estómago.

4. Finalmente, acaríciate la parte frontal del cuerpo con ambas manos, desde la garganta hasta el vientre.

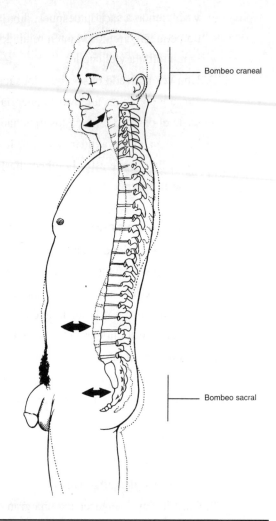

Bombeo craneal

Bombeo sacral

FIGURA 13. BOMBEO SACRAL Y CRANEAL
Ayuda a elevar la energía por la columna balanceando el sacro y retrayendo la barbilla hacia dentro y hacia arriba.

Actualmente, la mayoría de la gente arrastra consigo mucha tensión física y emocional. A medida que hagas circular la energía, puede que notes tensiones o congestión en la espalda y en el pecho. Los hombres, en concreto, tendemos a retener y a no expresar nuestras emociones, lo que puede producirnos bloqueos energéticos en el canal frontal ya que las emociones se almacenan a lo largo de él; es decir, en el corazón, en el plexo solar, estómago e intestinos. Es esencial que disuelvas estos bloqueos antes de intentar practicar la Gran

Aspiración. Si sigues teniendo problemas a la hora de conducir la energía hacia abajo, incluso después de desbloquear el canal frontal, entonces prueba el poderoso ejercicio de descarga descrito en la sección siguiente.

La Gran Aspiración

Ahora que has aprendido a hacer circular tu energía sexual cuando no está demasiado activada, tienes que aprender a hacerla circular y a controlarla cuando lo esté. En este caso, la energía será mucho más fogosa, más explosiva, y será más difícil evitar que salga disparada por el pene. Pero antes de intentar realizar la Gran Aspiración, debes asegurarte de que puedes hacer circular la energía tal como se describe en el último ejercicio. Detener la energía sexual activada es como intentar detener una manada de caballos salvajes que corren hacia un precipicio. Antes de intentar semejante cosa en el ejercicio de la Gran Aspiración debes estar seguro de que sabes montar; eso es lo que te enseña la Aspiración en Frío.

ENCONTRAR EL CAMINO

Disolver los Bloqueos del Canal Frontal

Si tienes problemas para hacer descender la energía y sospechas que podrías tener un bloqueo, prueba los ejercicios siguientes:

1. Sitúa la mano izquierda sobre el vientre y la derecha en la base de la garganta, por encima del corazón.
2. Imagina que, mientras inspiras, absorbes la energía por el canal central hasta tu mano derecha y desde allí la haces ascender por la garganta hasta la punta de la lengua.
3. Al espirar, imagina que inviertes el flujo, haciéndola descender por debajo del corazón hasta el vientre. Esto te ayudará a disolver cualquier bloqueo energético en el canal frontal.

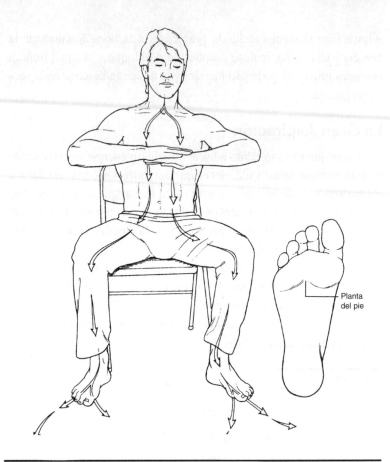

Planta
del pie

FIGURA 14. BAJAR LA ENERGÍA HACIA LOS PIES Y LOS DEDOS DE LOS PIES

Como mencionamos en el capítulo 1, la eyaculación es simplemente un espasmo muscular involuntario que estás aprendiendo a hacer voluntario para poder eyacular cuando y como quieras. Michael Winn explica el funcionamiento de la Gran Aspiración: «La eyaculación puede ocurrir tan sólo si hay suficiente energía en los nervios locales y suficiente sangre en los músculos locales como para provocar un espasmo muscular. No hay nada místico en la técnica de la Gran Aspiración que usamos para detener el espasmo eyaculatorio. Aprieta los músculos PC que rodean los conductos espermáticos y después tensa progresivamente los grandes músculos del trasero (y, si es necesario, el pie, los puños y los músculos de la mandíbula). Estos grandes músculos retiran la energía de los nervios genitales enfocando la atención mental hacia la ola de sensaciones nerviosas que asciende por la columna hasta el cerebro. Esta serie de acciones combinadas simplemente retiran la sangre y la energía que necesitan los múscu los genitales para producir el espasmo involuntario. Es así de simple. Todo este tema de apretar y tensar es un poco crudo, pero funciona. Cualquier hombre que practique con regularidad y de la forma adecuada, acabará haciéndolo bien. Cientos de mis estudiantes lo han demostrado».

Cuando comiences a practicar la Gran Aspiración, tendrás que usar las distintas técnicas descritas en esta sección. Finalmente, podrás realizarla utilizando la mente y quizá también un pequeño apretón del músculo PC. Según un hombre multiorgásmico: «Al principio, tuve que contraer los músculos, especialmente los del perineo y el ano, mientras me concentraba en aspirar la energía hacia arriba con la mente. Ahora la energía asciende casi por sí misma».

ENCONTRAR EL CAMINO

Precauciones

La Gran Aspiración es un ejercicio muy poderoso, por lo que debes asegurarte de seguir ciertas instrucciones de seguridad.

NUNCA DEJES LA ENERGÍA SEXUAL EN EL CEREBRO DURANTE MUCHO TIEMPO

Recuerda que debes tocarte el paladar con la lengua para permitir que la energía baje por el canal frontal hasta el ombligo, donde puede ser almacenada de manera segura. En el pasado, muchos profesores de sexualidad oriental han enseñado a sus estudiantes a aspirar la energía y dirigirla hacia el cerebro sin enseñarles cómo hacerla descender después. Esto ha dado como resultado el llamado *síndrome Kundalini*. Los taoístas sabían lo importante que era completar el círculo. Si sientes que tienes demasiada energía, inspira hacia el abdomen, y al espirar, dirige la energía hacia abajo, hasta los dedos y las plantas de los pies (ver figura 14).

ASEGÚRATE DE QUE TE SIENTES EN EQUILIBRIO

Recuerda que la energía sexual circulará por todo el cuerpo y amplificará cualquier emoción que sientas. Michael Winn explica: «Lo más importante es intentar descartar las emociones extremas y evitar practicar cuando se está muy enfadado o muy "lo que sea"». También debes evitar practicar cuando estés demasiado cansado. Si estás bajo supervisión médica, debes hablar con un instructor del Tao Sanador (ver el apéndice) antes de comenzar con esta práctica.

HAZLO POCO A POCO

Aunque no te parezca importante, de hecho, la actitud hacia la práctica es esencial. El instructor taoísta Walter Beckley lo explica así: «Muchos hombres entran en esta práctica, y eso es bueno, pero tienen que tener cuidado de que no se les atasque la energía en la columna porque pueden hacerse daño. Debes mantener una actitud alegre y juguetona y debes ser cuidadoso con tu cuerpo. Es mejor perder la energía y eyacular que intentar que la energía suba por la columna de manera forzada».

PREPÁRATE

Cuando practiques, debes tener el estómago vacío, pero sin estar hambriento. Espera siempre al menos una hora después de comer. El cuerpo necesita energía para digerir el alimento que acabas de comer, lo que significa que dispondrás de menos energía para hacerla circular. Ponte ropa cómoda. La habitación debe estar aireada, pero evita las corrientes y el viento. Y recuerda que siempre debes respirar por la nariz.

PONTE EN LA POSICIÓN ADECUADA

Al principio no es recomendable realizar estos ejercicios tumbado de espaldas, ya que la energía sexual ascendente podría estancarse en el pecho y causarte dolores. Es mejor estar de pie, sentado o tumbado sobre un costado. Y, si adoptas esta última postura, debe ser sobre el costado derecho (tumbarse sobre el costado izquierdo crea demasiada presión sobre el corazón). Una vez que domines los ejercicios, podrás hacerlos en cualquier posición. Tampoco debes colocar ningún objeto (como una almohada) debajo de ti mientras estés tumbado sobre el costado derecho, ya que esto creará un pliegue en el canal energético que puede causarte dolores de espalda.

AVISO

Si tienes un herpes activo, no realices estas prácticas hasta haberte curado. Si tienes herpes pero está remitiendo (es decir, si no es visible), entonces puedes realizarlas.

Al principio utilizarás los grandes músculos para ayudarte a aspirar la energía. Pero pronto aprenderás a confiar más en el músculo PC y tendrás que utilizar los grandes músculos cada vez menos. Finalmente podrás concentrarte en la coronilla y aspirar la energía sin esfuerzo. Quizá tardes algún tiempo en realizarlo, pero llegará el momento en que podrás producirte una vigorosa descarga energética en la columna con sólo pensar en ello.

Una vez que domines la Gran Aspiración, podrás hacer ascender la energía en cualquier momento y situación: mientras caminas, mientras esperas que te atiendan en un establecimiento, conduciendo o estando tumbado en la cama. Pero al principio debes elegir momentos tranquilos en los que sabes que no serás interrumpido, así podrás concentrarte en dirigir este suave y vitalizante flujo energético por todo el cuerpo.

No debes preocuparte si después de los primeros días, e incluso semanas, el efecto que sientes es muy leve. Cada persona necesita su tiempo para aprender a hacer circular la energía por el cuerpo. Si has practicado otros ejercicios mentales como meditación, yoga o artes marciales, te resultará más fácil realizar estos ejercicios. Si es la primera vez que practicas las artes internas, no te sientas frustrado. Se necesita tiempo para aprender a concentrarse. Aunque te pueda parecer difícil, te sorprenderá comprobar lo rápido que comienzas a sentir el movimiento energético en tu cuerpo. Como la energía se mueve siguiendo circuitos naturales, la energía guía la mente tanto como esta guía la energía. Y como mencionamos con anterioridad, pronto podrás olvidar la mayoría de los pasos intermedios de este ejercicio y elevar la energía con la mente. Pero al igual que cuando aprendemos a conducir, debemos memorizar los pasos concretos antes de olvidarlos.

El bombeo energético que realiza la Gran Aspiración funciona con el mismo principio que la bomba de agua. Creamos la presión y la succión que aspiran la energía apretando los músculos, pero es más fácil aspirarla cuando estamos relajados. Durante los periodos de descanso, la mente debe permanecer concentrada en el flujo energético.

Es mejor practicar por la mañana o por la tarde que por la noche, ya que el aumento de energía que sentirás después de practicar la Gran Aspiración puede impedirte dormir. Si te ocurriera esto o sintieras que tienes demasiada energía «nerviosa», tócate el paladar con la lengua (lo que conecta el canal anterior con el posterior) y haz descender la energía desde la cabeza hasta el ombligo, donde puede ser almacenada. También puedes hacer girar la energía dentro de tu cerebro, como acabamos de mencionar, utilizando las técnicas aprendidas en la Aspiración en Frío. Si el problema persiste, puedes utilizar el ejercicio de descarga descrito más adelante en esta sección.

Como hemos mencionado anteriormente, si tienes dificultades para hacer descender la energía puede tratarse de un bloqueo en el canal frontal. Los taoístas utilizan sonidos para abrir los canales de energía bloqueados y sanar el cuerpo. Esta técnica del sonido se llama «los seis sonidos sanadores» (encontrarás una descripción detallada de ella en el libro de Mantak Chia *Sistemas taoístas para*

LA GRAN ASPIRACIÓN

1. Date placer hasta conseguir una erección fuerte pero sin llegar al punto de No Retorno (quédate de treinta segundos a un minuto del punto donde normalmente eyacularías).

2. Deja de estimularte y descansa un momento para recuperar el control. Después contrae el músculo PC firmemente alrededor de la próstata curvando también los dedos de los pies.

3. Inspira y absorbe la energía sexual desde el perineo ha-cia el ano y la columna apretando fuertemente los glúteos.

4. Contrae los músculos anales en oleadas elevando la energía hacia la columna —como si estuvieras bombeando los frenos de tu automóvil— y toma una breve inspiración en cada ocasión. El movimiento de balancear la espalda, como si estuvieras cabalgando, también te ayudará a elevar la energía por la columna.

5. Cuando la energía alcance la base del cráneo, asegúrate de que tienes la barbilla ligeramente contraída para ayudar a elevarla desde la columna hasta la cabeza.

6. Gira los ojos como si estuvieras mirando hacia la parte alta de la cabeza; esto te ayudará a llevar la energía hasta la coronilla.

7. Cuando has bombeado la energía hasta la coronilla, ya has realizado una Gran Aspiración. El estado de la erección servirá para saber en qué medida has tenido éxito en esta práctica: a medida que aspiras la energía desde los genitales y la elevas por la columna, la erección debe disminuir.

8. Repítelo de 3 a 6 veces más.

9. Después de haber bombeado la energía hasta la coronilla nueve veces, utiliza la mente, los ojos y todos los sentidos para hacerla girar en espiral dentro de tu cerebro nueve, dieciocho o treinta y seis veces, primero en una dirección y después en la otra. Cuando hayas acabado de girar en espiral, descansa un rato y experimenta la deliciosa sensación de energía en tu cerebro, que suele sentirse como calidez y hormigueo, como si fuera un miniorgasmo.

10. Cuando sientas el cerebro lleno, tócate el paladar con la lengua y permite que la energía fluya hacia abajo por el canal anterior hasta el entrecejo, la nariz, la garganta, el corazón, el plexo solar y finalmente hasta el ombligo, donde puede ser almacenada.

transformar el estrés en vitalidad). El sonido que te ayudará a abrir el canal frontal y a descargar el exceso de energía se llama *"sonido del triple calentador"*.

Cada vez que practiques la Gran Aspiración, asegúrate de masajearte los genitales posteriormente. El masaje dispersará la energía que no ha sido absorbida y aliviará las sensaciones de congestión o tensión excesiva. Masajéate también el perineo, el coxis y el sacro tal como se describe en el ejercicio que proponemos más adelante en este mismo capítulo. Si sientes que tienes los testículos llenos, puedes practicar el ejercicio de masaje de estos órganos facilitado en el capítulo 8. El masaje de testículos, como el masaje pélvico, ayudará a que tu cuerpo pueda absorber la energía sexual y el esperma.

ENCONTRAR EL CAMINO

Situaciones con las que Te Puedes Encontrar

NO SIENTO NADA

Te hemos sugerido que practiques la Gran Aspiración antes de estar excesivamente excitado. Cuanto más excitado estés, tanto más difícil te resultará controlar la energía y más probable será que eyacules, con lo que perderás la energía que intentas elevar. Pero si no sientes suficiente energía sexual, excítate hasta el 95 o el 99 por ciento de tu capacidad sin llegar al orgasmo. Una vez que aprendas a tener orgasmos sin eyacular, podrás llegar hasta el nivel del orgasmo sin dejar de elevar la energía hasta el cerebro. Cuando estés a punto de tener un orgasmo o mientras lo tienes, detente y practica la Gran Aspiración de tres a nueve veces, o hasta que sientas que la sensación orgásmica comienza a ascender.

ESTOY DEMASIADO EXCITADO

Tal vez te des cuenta de que estás demasiado excitado y a punto de explotar, o bien ya estás eyaculando, o te sientes incapaz de elevar la energía por la columna. Si te ocurre esto,

DESCARGA

1. Túmbate sobre la espalda. Eleva las rodillas con una almohada si sientes dolor en la zona lumbar.
2. Coloca las manos delante de la boca de forma que las puntas de los dedos se toquen y las palmas queden encaradas hacia los pies.
3. Cierra los ojos y haz una respiración profunda. Siente el estómago y el pecho expandirse ligeramente.
4. Sonríe y espira despacio, produciendo un leve sonido al hacerlo. Mientras espiras, empuja las manos hacia los pies e imagina que tu cuerpo es un tubo plano que vacías con las manos.
5. Repite este sonido y este movimiento tres, seis o nueve veces, imaginándote cada vez que retiras el exceso de energía de la cabeza y lo llevas a través del corazón y el vientre hacia las piernas y los pies. Puedes intentar hacer el mismo ejercicio de pie o sentado. Si después de hacerlo sigues teniendo problemas para evacuar tu energía, contacta con un instructor del Tao Sanador (ver el apéndice) o un acupuntor.

no debes excitarte tanto. Necesitas sentir la suficiente energía como para poder elevarla, pero, al menos al principio, no desees tener demasiada.

SIGO EYACULANDO

Si te acercas demasiado al punto de No Retorno, debes intentar contraer tu músculo PC continuamente para poder apretar firmemente la próstata y detener la eyaculación. Puedes mantener el músculo PC apretado mientras bombeas con los músculos de las nalgas. Si estás próximo a la eyaculación y necesitas más fuerza para dirigir la energía hacia arriba, cierra los puños y aprieta los dientes y la mandíbula al mismo tiempo que contraes los glúteos. Esto aumentará la presión del bombeo. Esta última técnica debe ser evitada por los hombres que tienen mucha tensión acumulada en el cuello y en la mandíbula.

ME DUELE LA ESPALDA

Algunas veces resulta difícil dirigir la energía a la base de la columna y algunos hombres sienten un poco de dolor, hormigueo o «pinchazos» cuando la energía entra en el sacro por primera vez. Si te ocurre algo así, no te alarmes. Puedes favorecer la circulación energética masajeando suavemente esa área con los dedos.

ME DUELEN LOS OJOS

Cuando entornas los ojos hacia arriba y hacia atrás, puedes sentir dolor en el músculo ocular o en la cabeza. Este es un signo típico de agujetas musculares y no hay nada de qué preocuparse. Si el problema persiste, debes hacer esta práctica con suavidad o contactar con un instructor del Tao Sanador (ver apéndice).

ME DUELE LA CABEZA

Si te duele la cabeza, te sientes «raro» o tienes dificultades para dormir, tal vez tengas demasiada energía acumulada en la cabeza. La energía puede *recalentar* la zona donde se queda estancada, problema que se puede resolver fácilmente movilizándola. Asegúrate de hacer circular la energía en tu cabeza nueve, dieciocho o treinta y seis veces, primero en un sentido y después en el otro (como cuando cocinas, debes remover la cacerola para que ninguna parte del guiso quede demasiado hecha).

Una vez que has hecho circular la energía por tu cabeza, déjala fluir por la parte anterior del cuerpo a través del canal frontal.

Si tienes problemas para hacer descender la energía por el canal frontal, puedes dejarla descender por la columna.

ME SIENTO IRRITABLE E IRACUNDO

Si la nueva energía no circula suficientemente, además de amplificar la cólera que pudieras albergar previamente, también puede hacer que se recalienten y desarrollen las emociones negativas, tales como la cólera. En tal caso, intenta centrarte en reciclar esa furia (o la emoción negativa de que se trate) en amor y compasión. Estudia también la sección llamada «Cuándo eyacular», más adelante en este mismo capítulo.

OTROS EFECTOS SECUNDARIOS

Un pequeño porcentaje de los hombres que prueban estas técnicas experimentan que se les queda atascado un exceso de energía en la parte superior del cuerpo. Los síntomas varían de una persona a otra, pero los más habituales son insomnio, zumbidos en las orejas, palpitaciones o tensiones y dolores de cabeza, que pueden durar varios días. Si tienes alguno de estos síntomas, abandona la práctica inmediatamente y haz el ejercicio de descarga descrito en esta sección. Si persisten, contacta con un instructor del Tao Sanador (ver apéndice) o un acupuntor. La mayoría de los médicos occidentales no serán capaces de diagnosticar y tratar correctamente el problema porque no han aprendido a entender los movimientos de energía en el cuerpo y sus efectos físicos. Merece la pena mencionar que estos problemas no están causados por la circulación de la energía sexual sino por la emociones preexistentes y las tensiones físicas atrapadas en la parte superior del cuerpo. La energía sexual simplemente amplifica el problema, razón por la que debes tratar primero con los problemas subyacentes antes de seguir adelante con la práctica sexual.

El Bloqueo Dactilar

Ahora vamos a mostrarte cómo detener el semen una vez que has pasado el umbral de lo que Masters y Johnson llaman *inevitabilidad eyaculatoria*; en otras palabras, una vez que vas más allá del punto de No Retorno. Siempre que sea posible, es preferible utilizar la

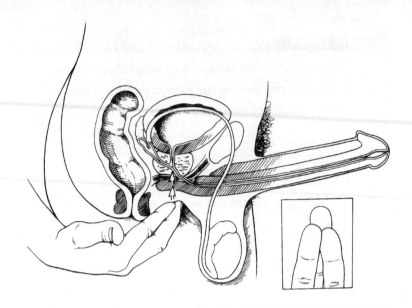

FIGURA 15 EL BLOQUEO DACTILAR

Gran Aspiración y la mente para detener la eyaculación que utilizar los dedos, porque esto puede resultar un poco extraño. Utiliza esta técnica cuando tengas que conservar la energía (como en caso de estar enfermo o realizar un trabajo físico exigente) pero no hayas podido detenerte antes de la eyaculación. Cuando uses esta técnica para bloquear la salida del semen una vez traspasado el punto de No Retorno, perderás la erección. Pero tal vez descubras que vuelve más rápidamente. Un hombre multiorgásmico explicó: «Después de utilizar el Bloqueo Dactilar puedo volver a tener una erección y a hacer el amor muy rápidamente».

En la sección anterior comentamos que el punto del Millón de Dólares era el lugar donde podías apretar para retrasar la eyaculación. También es el punto donde puedes bloquear el semen para impedir que salga del cuerpo una vez superado el punto de No Retorno. Un hombre multiorgásmico describe así su uso del Bloqueo Dactilar: «Al principio, utilizaba el Bloqueo Dactilar durante el cultivo solitario. Probaba a acercarme cada vez más al punto de No Retorno porque podía utilizar el Bloqueo Dactilar cuando me pasaba. Yo recomendaría que se practique primero durante el cultivo solitario para que no resulte extraño cuando se realice haciendo el amor».

EL BLOQUEO DACTILAR

1. Cuando sientas que la eyaculación es inevitable, presiona con los tres dedos centrales (es decir, dejando fuera el pulgar y el meñique) de tu mano dominante en el punto del Millón de Dólares, con la fuerza suficiente como para detener el flujo de semen.
2. Debes mantener los dedos ligeramente curvados y el dedo medio debe presionar directamente sobre la uretra. Cuando estás próximo a la eyaculación este conducto se dilata, por lo que te resultará fácil encontrarlo. Los otros dos dedos deben presionar a ambos lados del conducto para mantenerlo en su sitio.
3. Contrae el músculo PC, que rodea la próstata, y tira del perineo hacia arriba. Eleva la energía orgásmica por la columna hasta el cerebro.
4. Mantén los dedos en esa posición antes, durante y después de las contracciones.
5. Cuando el bombeo se haya detenido completamente, retira los dedos.

Básicamente, el Bloqueo Dactilar consiste en presionar el punto del Millón de Dólares (el entrante que está justo delante del ano) con los tres dedos medios de la mano derecha (ver figura 15). Si tu mano dominante es la izquierda, utilízala; necesitarás toda la fuerza de tu mano dominante para practicar esta técnica (asimismo, debes asegurarte de tener las uñas cortas y romas para no hacerte daño). Debes ejercer la presión cuando sientas que has traspasado el punto de No Retorno pero antes de empezar a eyacular, y debes mantener la presión hasta que las contracciones eyaculatorias se detengan.

Debes presionar en el punto donde el conducto eyaculatorio y la uretra membranosa se encuentran. Un hombre multiorgásmico sugiere: «Debes tener en cuenta que la concentración y la presión que debes aplicar durante el orgasmo al principio reducirán tu disfrute de las contracciones orgásmicas. Sabiéndolo, podrás mantener la presión hasta el final». No debes preocuparte: con el tiempo esta práctica te resultará más fácil y te distraerá menos.

Si aplicas la presión en el lugar correcto, no saldrá nada de semen y si sale semen es que todavía no has encontrado el punto del Millón de Dólares. La próxima vez acerca los dedos un poco más al ano y asegúrate de presionar firmemente en la hendidura.

Si tienes curiosidad por saber si has hecho el ejercicio correctamente puedes orinar en una taza. Si la orina es clara, lo has hecho bien. Si la orina es muy turbia, entonces el semen ha ido a parar a la vejiga, has tenido una eyaculación retrógrada. Si te ocurre esto, la próxima vez (como ya hemos mencionado) intenta situar los dedos un poco más cerca del ano.

Cuando bloqueas el semen con los dedos, la mayor parte del fluido vuelve hacia el epidídimo y las vesículas seminales. Los tejidos de estas regiones son muy elásticos y no resultan dañados por esta técnica, pero es muy importante que después de realizado el ejercicio te masajees la zona pélvica (ver el ejercicio de masaje pélvico en la página 103), hagas las *flexiones* del músculo PC, y lo óptimo sería que pudieras hacer circular tu energía sexual por todo el cuerpo, tal como se describe en la sección anterior. Cuando empieces a usar el Bloqueo Dactilar tal vez sientas presión, e incluso dolor, lo que significa que todavía es más importante que ayudes a tu cuerpo a reabsorber el semen. Un hombre multiorgásmico explica así su experiencia: «En el Bloqueo Dactilar tienes que tener cuidado de no empujar con demasiada fuerza. Una noche apreté muy fuerte cuando empecé a sentir los espasmos y después me estuvo doliendo durante un rato».

Buena parte de la presión que se suele sentir en la pelvis después de practicar el Bloqueo Dactilar o la Gran Aspiración puede ser aliviada masajeando varios puntos clave de la zona pélvica. Lo primero y más importante es masajearte el perineo (el lugar entre la base del pene y el ano) y los testículos (el ejercicio de masaje de los testículos se encuentra en el capítulo 8). Esto aliviará la presión y ayudará a tu cuerpo a reabsorber el semen. También es importante que te masajees el coxis, en concreto la hendidura entre el ano y el coxis (ver figura 16) y los ocho orificios del sacro (ver figura 17). Esto te ayudará a absorber la energía sexual generada.

Una vez perdida la erección se derramará una pequeña cantidad de semen, por lo que esta técnica no es aconsejable como método anticonceptivo. Sin embargo, si se combina con otro método anticonceptivo mejorará su eficacia. Como con esta técnica se pierde parte de la energía, cuanto antes aprendas a realizar la Gran Aspiración, tanto mejor resultará para ti. No obstante, a pesar de que

---

EJERCICIO 11

MASAJE PÉLVICO

1. Utilizando los dedos, masajéate el punto del Millón de Dólares en círculo, primero en una dirección y después en la otra.
2. Repite este masaje entre el ano y el coxis.
3. Repite este masaje en cada uno de los ocho orificios del sacro. Si no puedes encontrar los orificios individuales, hazte un masaje general de la zona en lugares diferentes, describiendo círculos primero en un sentido y después en el otro.

---

al principio te puedas sentir fatigado, sentirás que la energía vuelve a ti mucho antes que si hubieras eyaculado.

ENCONTRAR EL CAMINO

Dolor

Si sientes un dolor intenso, probablemente has presionado en un punto demasiado hacia adelante o lo has hecho demasiado tarde. Cuando esto ocurre, la uretra, que es como una manguera que hubiera sido comprimida, se hincha con el fluido que contiene y puede producir dolor. Tienes que cerrar el grifo antes de que el agua (o en este caso, el semen) entre en la manguera. Asegúrate de presionar más atrás y/o antes la próxima vez. Asegúrate también de no presionar con demasiada fuerza. Es normal sentir un poco de incomodidad, especialmente durante las primeras semanas, causada por la presión aplicada con los dedos y por la presión del fluido en la pelvis, pero no debe durar demasiado tiempo. Si sientes dolor, intenta refinar la técnica u olvidar esta medida de cierre y concentrarte en la Gran Aspiración que es más importante.

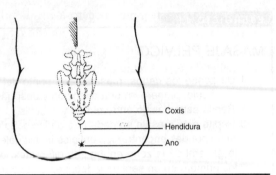

FIGURA 16. MASAJE DE LA HENDIDURA ENTRE EL COXIS Y EL ANO

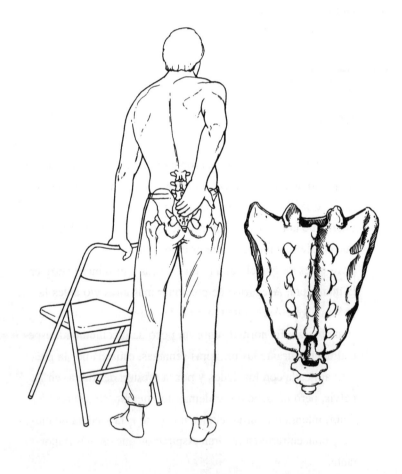

Figura 17.   MASAJE DE LOS ORIFICIOS DEL SACRO

Esta es una práctica muy poderosa que, al principio, no debe ser utilizada más de una vez cada dos o tres días. Si eres mayor o estás enfermo, al principio no debes utilizarla más de dos veces por semana. La energía sexual retenida puede hacer que te sientas sediento o acalorado. Si es así, bebe más agua. Después de haber practicado esta técnica de uno a tres meses, y algunas veces antes, notarás que tu vigor sexual aumenta y tienes erecciones con más frecuencia. Incrementa tu actividad sexual (solitaria y a dúo) con moderación; intenta no sobrepasarte.

ENCONTRAR EL CAMINO

Sientes Presión en la Cabeza

Después de practicar durante un mes o más, puedes sentir cierta presión en la cabeza como resultado del aumento de energía en tu cuerpo. Es un signo de que estás progresando, de que tu cuerpo tiene mucha más energía que antes. Algunos experimentan este aumento de energía como un hormigueo placentero, como electricidad estática sin descarga (esta energía es la misma *kundalini* que ha sido popularizada por los profesores de tantra en Occidente). Sin embargo si este poder empieza a resultarte desagradable, una vez más puedes hacerlo circular por el resto del cuerpo presionando con la lengua en el paladar y permitiendo que la energía fluya hacia abajo.

Si tienes la presión sanguínea alta, debes mantener la lengua en la mandíbula inferior (en lugar de tocarte el paladar) mientras diriges la energía hasta la planta de los pies (ver figura 14). El ejercicio físico, el masaje de pies y una dieta a base de cereales integrales, también te ayudarán a asentar la energía. Si todavía no estás preparado para aprender a hacer circular la energía por todo tu cuerpo, entonces puedes eyacular una o dos veces para liberar el exceso de energía.

Cuándo Detenerse

La mayoría de los hombres dejan de masturbarse o de hacer el amor cuando eyaculan, pero una vez que aprendas a realizar la Gran Aspiración y te hagas multiorgásmico, la cuestión de cuándo detenerse puede plantearse de forma muy real. Habrá días en los que querrás darte placer o hacer el amor durante mucho tiempo y habrá otros días en los que querrás tener un orgasmo múltiple pero breve. La elección está en tu mano y dependerá de las circunstancias de tu vida. Tu propio deseo y satisfacción y los de tu compañera deben ser tu guía.

Sin embargo, es importante tener en cuenta que no hay que sobrepasarse, especialmente al principio. Como explica el instructor taoísta Masachiro Ouchi: «Los hombres se sienten muy poderosos cuando empiezan a practicar el kung fu sexual y no suelen saber cuándo detenerse. Tómatelo con calma y permite que tu cuerpo y el de tu compañera se acoplen». También debes asegurarte de que tu compañera tenga la suficiente energía sexual para estar a la altura de tu nuevo nivel de intensidad. Puedes proponerle que lea el capítulo 6 que está escrito especialmente para ella, pero no la presiones y sé sensible a sus necesidades. Siempre puedes practicar por tu cuenta.

A mucha gente le preocupa masturbarse demasiado o piensa que descuidará otras áreas de su vida si se permite experimentar demasiado placer. Según el Tao, si eres capaz de darte placer y satisfacerte, no tendrás que estar buscando continuamente sexo superficial u otros estímulos insatisfactorios.

Cuándo Eyacular

Cada vez que tienes un orgasmo, absorbes más energía sexual en tu cuerpo; por tanto, si acabas eyaculando, pierdes menos energía de la que hubieras perdido si antes no hubieras tenido múltiples orgasmos. Por ejemplo:

1. Si tienes media docena de orgasmos (haciendo circular la energía en cada ocasión por el cerebro y el resto del cuerpo) y después eyaculas, perderás aproximadamente la mitad de tu energía sexual.

2. Si tienes media docena de orgasmos y después utilizas el Bloqueo Dactilar, perderás aproximadamente una cuarta parte de tu energía sexual.

3. Si tienes media docena de orgasmos y después utilizas la Gran Aspiración (y no oyaculas), no perderás nada de tu energía sexual.

ENCONTRAR EL CAMINO

Permite que la Erección Disminuya Cada Veinte Minutos

Si habitualmente te das placer o haces el amor durante más de veinte minutos, lo que puede suceder muy fácilmente cuando eres multiorgásmico, *es importante permitir que la erección disminuya un poco cada veinte minutos para que la sangre vuelva a circular por todo el cuerpo.* Vale la pena mencionar una vez más que el kung fu sexual no es una prueba de resistencia. Date placer y cultívate mientras tengas el tiempo y el deseo de hacerlo.

Esta última opción es la que te da la posibilidad de cultivarte y sentir orgasmos extáticos en el cerebro y en todo el cuerpo. También te permite cultivar esta energía para favorecer tu salud general. Pero si generas toda esa energía y la retienes, te arriesgas a un sufrir un recalentamiento a menos que seas capaz de hacerla circular por la órbita microcósmica.

ENCONTRAR EL CAMINO

Evitar el Recalentamiento

Según el Tao, la erección es una energía asociada al elemento madera (y al hígado). Por tanto, cuando no eyaculas y elevas la energía del orgasmo, aumentará tu energía hepática. Si este exceso de energía no es transformada en amor y compasión, se transformará en cólera y odio. Por tanto, cuando tengas mucha energía, debes intentar ser especialmente bueno y amoroso con tu compañera o, si no tienes compañera, con las personas que forman parte de tu vida.

Entre las técnicas que puedes utilizar para prevenir el recalentamiento están las de beber mucha agua e incluso tragar tu propia saliva, lo que tendrá un efecto refrescante en tu cuerpo. Tu estado emocional también puede afectar a tu energía corporal. Si te sientes tranquilo y amoroso, el cuerpo puede absorber la energía mucho más fácilmente. Si sientes cólera o desprecio hacia ti mismo o hacia tu compañera, corres un riesgo mucho mayor de recalentarte. Si ya lo estás o sientes que tienes mucha más energía de la que puedes absorber, probablemente deberías eyacular. Si el problema persiste, intenta practicar la «sonrisa interna» o los «seis sonidos curativos» descritos en *Sistemas taoístas para transformar el estrés en vitalidad*, o contactar con un instructor del Tao Sanador (ver el apéndice).

El ideal taoísta es eyacular lo menos posible, pero cada hombre debe evitar la eyaculación durante el periodo de tiempo que sea más apropiado según sus circunstancias. En las palabras de Su Nü, «uno debe medir la propia fuerza y eyacular de acuerdo a ello. Cualquier otra opción es forzada o estúpida». La fuerza depende de la edad, del estado de salud, del estado mental y de la voluntad.

Sun Ssu-miao, uno de los principales médicos de la antigua China, explicaba que los hombres *mantienen la salud y la longevidad eyaculando dos veces al mes*, siempre que coman sano y hagan ejercicio. También ofreció estas guías específicas:

Un hombre de *veinte* años puede eyacular una vez cada *cuatro* días.

Un hombre de *treinta* años puede eyacular una vez cada *ocho* días.

Un hombre de *cuarenta* años puede eyacular una vez cada *diez* días.

Un hombre de *cincuenta* años puede eyacular una vez cada *veinte* días.

Un hombre de sesenta años *no debería eyacular.*

No hace falta añadir que esta prescripción no limita el número de veces que un hombre de cualquier edad puede disfrutar del sexo y de los orgasmos sin eyacular. El hecho de restringir la eyaculación puede sonar un poco decepcionante, pero una vez que hayas tenido orgasmos múltiples sin eyacular no la echarás de menos. En las palabras de un hombre multiorgásmico, «una vez que tengas *"multis"* [orgasmos no eyaculatorios], nunca querrás volver a los orgasmos normales [eyaculatorios]. Los orgasmos normales se localizan en los genitales; los *multis* se extienden a todo el cuerpo».

Sun Ssu-miao, que vivió 101 años, eyaculaba sólo una vez de cada cien veces que hacía el amor. Pero, en lugar de adherirte a una fórmula numérica rígida, debes prestar atención a tu cuerpo. Si te sientes enfermo o agotado, si estás borracho o empachado, debes evitar eyacular. Si trabajas duro posiblemente querrás conservar el semen, pero si estás de vacaciones quizá desees eyacular con más frecuencia. Los antiguos taoístas vivían cerca de la naturaleza y creían que, al igual que las plantas y animales conservan su energía durante el invierno, la gente también debería hacerlo. Además de las estaciones, hay otros ritmos que determinarán la frecuencia de tus eyaculaciones. Si quieres concebir un hijo, tendrás que eyacular cuando tu compañera esté ovulando.

En general, cuando eyacules debes sentirte fresco y energetizado. Si la eyaculación te deja exhausto o con una sensación de vaciedad o depresión, debes aumentar el tiempo entre dos eyaculaciones consecutivas o evitar eyacular hasta que tu energía sexual se haya regenerado. Cuando eyaculas, puedes conservar parte del semen y de la energía sexual si te acercas al punto de No Retorno con lentitud en lugar de precipitarte enérgicamente en el clímax. Después de eyacular puedes practicar las contracciones del músculo PC para apretar tus músculos pélvicos y reducir la cantidad de energía que generalmente se pierde después de la eyaculación.

Al mismo tiempo es importante no obsesionarse con evitar la eyaculación y no castigarse o sentirse mal con uno mismo cuando se eyacula. Michael Winn lo explica así: «Es muy importante no convertirse en un fanático de la no-eyaculación. Muchos de los hombres que aprenden kung fu sexual piensan: "Bueno, esto es genial. Tiene mucho sentido. Quiero hacerlo". Y después, cuando tienen problemas para controlar la eyaculación, comienzan a juzgarse y a sentirse culpables. No entienden el verdadero sentido de la práctica, que no trata de si se eyacula o no, sino de si se puede reciclar parte de la energía sexual por el resto del cuerpo antes de eyacular. Obviamente, cuanto más retrases la eyaculación, más oportunidades tendrás de cultivar esta energía y dirigirla hacia propósitos creativos y a tu desarrollo espiritual. *Si necesitas eyacular, estás a punto y no puedes detenerlo, simplemente sigue adelante. No te culpes. En último término, lo realmente importante no es la energía que reside en el esperma sino el amor mutuo que existe entre tu pareja y tú».*

Recuerda que la energía es más que el esperma: si puedes absorber parte de la energía presente en este, has adelantado un gran trecho en relación al lugar donde empezaste, tanto en términos del nivel de placer que experimentas como de la energía que puedes hacer circular por el cuerpo para mejorar tu salud. La verdadera satisfacción procede tanto del placer como de la salud; en el capítulo siguiente, te mostramos cómo compartir ambos con tu pareja.

PODER Y SEXUALIDAD

Las prácticas que estás aprendiendo en este libro son muy poderosas. Cuando las hayas aprendido es muy natural que te sientas orgulloso de tu capacidad de dominar la energía sexual y de tus nuevas habilidades en la cama. Sin embargo, es esencial que evites el fanfarroneo y el machismo que acompañan a buena parte de la sexualidad masculina. Como explica el instructor taoísta Masahiro Ouchi: «El kung fu sexual es muy fácil de aprender y muchos hombres empiezan a sentirse muy poderosos en la cama, pero no debe convertirse en un viaje de poder. El poder trata de conquistar; es opuesto al amor y a la verdadera práctica espiritual». Ouchi, cinturón negro de karate, compara el kung fu sexual con lo que él ha observado en el karate: «La mayoría de los cinturones negros utilizan su poder incorrectamente. Se hacen más rígidos y egoístas y pierden la sensibilidad y la suavidad que son el verdadero origen de su poder».

Para practicar el kung fu sexual correctamente, debes abrir tu corazón y practicar con un espíritu de humildad y de amor compasi-

vo, no con arrogancia y egoísmo. El egoísmo es una expresión de
inseguridad y, a medida que aprendas a sentirte verdaderamente con-
fiado a nivel sexual, podrás abandonar la pretensión y el pavoneo.
Recuerda que estas prácticas y tu nueva energía sexual amplifican tus
emociones, por eso es esencial que las cultives. Si la arrogancia y el
egoísmo son un problema para ti, intenta practicar los seis sonidos
sanadores (ver *Sistemas taoístas para transformar el estrés en vitalidad*). Si no prestas atención a estas emociones, limitarán tu práctica,
tu placer y la calidad de tu compañía.

EL ARTE DE HACER EL AMOR

Muchos hombres se centran tanto en sus ejercicios cuando comienzan a practicar el kung fu sexual que pierden el contacto con su pareja y con el proceso extático y espontáneo de hacer el amor. Puedes
practicar todo lo que quieras por tu cuenta, pero cuando estés con tu
pareja es muy importante recordar que no se trata exclusivamente de
tu práctica. El propósito del contacto sexual es hacer el amor, y es del
amor del que proceden el placer y la salud; no se trata de generar
energía sexual para ti mismo ni de demostrar tus habilidades.
Masahiro Ouchi lo explica así: «La técnica no es más que eso, técnica. No es el verdadero arte. Debes aprender la técnica lo suficientemente bien como para poder olvidarte de ella. Es como si estuvieses
aprendiendo a tocar un instrumento musical, en primer lugar tienes
que aprender a tocar las escalas, pero después debes olvidarlas y tocar
espontáneamente». En los dos capítulos siguientes pasamos de los
ejercicios en solitario que te ayudan a convertirte en un hombre multiorgásmico a los ejercicios a realizar en pareja, que os ayudarán a ti y
a tu compañera a convertiros en una pareja multiorgásmica (los hombres gays pueden desear saltar directamente al capítulo 7).

CAPÍTULO CUATRO

Conoce a
Tu Compañera

El *Discurso del Tao más elevado bajo el cielo* explica que: «Entre las habilidades poseídas por los hombres resulta imprescindible un conocimiento de las mujeres. Y cuando se tiene una mujer, sólo los más hábiles son capaces de estar a la altura de la tarea». La unión de hombre y mujer es el fundamento del kung fu sexual porque siempre se ha creído que a través de este lazo primario se podían alcanzar un placer infinito y una salud sin precio. Contando con estos incentivos, los taoístas refinaron el encuentro sexual hasta convertirlo en un arte de la intimidad y el éxtasis.

Una vida amorosa armoniosa era considerada esencial para la felicidad conyugal y a los recién casados se les proporcionaban «libros de cabecera» que demostraban gráficamente cómo alcanzar esta dicha. Nunca nos plantearíamos aprender a cocinar sin la guía de un libro o dos, pero en la práctica amorosa, que evidentemente es al menos tan compleja como el arte culinario, los hombres y mujeres occidentales nos vemos obligados a descubrir el misterioso mundo del sexo sin otra guía que unas pocas imágenes desesperadamente románticas procedentes de las películas o de la televisión.

El sexo de las películas de Hollywood no es buen sexo; sólo es sexo rápido. El contacto urgente y apasionado que muestran la mayoría de las películas, en el que la mujer está lubricada inmediatamente y se queda satisfecha tras unos breves minutos de coito nos daría risa si no fuera porque induce a muchos espectadores a imitar esa forma de hacer el amor tan poco realista. Debemos tener en cuenta que los imperativos que condicionan al director (que tiene que mantener el ritmo de la trama) y el rechazo del público a observar el placer corporal, hacen imposible explorar los matices sutiles del encuentro sexual en la pantalla. Candice Bergen describió la fórmula que empleaba para los orgasmos cinematográficos en la revista *Esquire*: «Diez segundos de respiración acelerada, girar la cabeza de lado a lado, simular un leve ataque de asma y morir un poco». Demasiado para un preámbulo.

Las películas pornográficas, cuyo «argumento» generalmente sólo sirve para unir unas escenas de sexo con otras, deberían ofrecer la oportunidad de aprender un repertorio sexual más amplio. Sin embargo, el movimiento frenético e ininterrumpido de buena parte de la pornografía refleja más el ritmo masturbatorio de la mano masculina que las sensaciones sutiles y profundas del contacto sexual de carne y hueso.

No debe sorprendernos que los hombres occidentales, acostumbrados a películas, televisión y pornografía, eyaculen tan rápido. Casi un 80 por ciento de los hombres estudiados por Kinsey eyaculaban dos minutos después de efectuar la penetración. Ambos, hombres y mujeres, salen perdiendo con estos coitos que son como un fuego rápido. Hartman y Fithian aventuran la hipótesis de que esta relación tan rápida no deja tiempo suficiente para que los compuestos químicos naturales que acompañan a las caricias y a la excitación sexual sean liberados en la corriente sanguínea, cortocircuitando la sensación general de bienestar que habitualmente acompaña al contacto sexual. Los taoístas dirían que cuando el sexo es tan rápido, el hombre y la mujer no son capaces de intercambiar sus energías sexuales ni de armonizarse, y pueden incluso vaciarse mutuamente de energía. Esto no significa que los contactos rápidos no sean lo más adecuado en algunas ocasiones, especialmente si tú y tu pareja tenéis mucha práctica en el encuentro extático, lo que os permite armonizaros y satisfaceros rápidamente.

Casi un cuarto de siglo después de que Kinsey publicara sus descubrimientos (en medio de la revolución sexual y el movimiento de liberación de las mujeres), Morton Hunt descubrió en un estudio posterior que los hombres «aguantaban» sin eyacular diez minutos en lugar de dos. Aunque sigue siendo un lapso bastante breve según la norma taoísta, este incremento supone una mejora del 400 por cien. A pesar de que los hombres solemos ser retratados como amantes insensibles que sólo nos guiamos por nuestro propio interés, una cosa está clara: el principal motivo que nos ha llevado a prolongar el acto sexual a lo largo de los últimos años ha sido el deseo de satisfacer a nuestras parejas, que han ido descubriendo que podían tener orgasmos e incluso ser multiorgásmicas. En una entrevista realizada a más de cuatro mil hombres, Anthony Pietropinto concluyó que, sorprendentemente, el 80 por ciento de ellos evaluaba su propia satisfacción sexual dependiendo de si había proporcionado uno o más orgasmos a su pareja.[1] Una vez que te hagas multiorgásmico podrás satisfacer a tu pareja tarde lo que tarde en tener un orgasmo.

Pero lo primero que tienes que hacer para aprender a satisfacer a tu pareja, es quitar tu ego de en medio. No le estás «dando» un orgasmo ni estás tratando de ser el mejor amante que haya tenido nunca. A gran cantidad de hombres les preocupa excesivamente su actuación sexual. Si puedes despreocuparte del juicio externo y sustituirlo por el placer, el suyo y el tuyo, podrás satisfacer a las más lujuriosa de las amantes. Recuerda que los mejores amantes son los hombres que están completamente relajados y son conscientes de lo que ocurre tanto en su propio cuerpo como en el de su amante. En el capítulo 2 comenzaste a entender lo que ocurre en tu cuerpo y en este capítulo aprenderás a reconocer lo que pasa en el suyo.

Hay un último punto que merecer la pena recordar. Es mucho más fácil practicar kung fu sexual con una pareja regular con la que tengas profundos lazos emocionales y físicos. En su estudio sobre los hombres multiorgásmicos, Dunn y Trost hallaron que a los hombres les resulta mucho más fácil hacerse multiorgásmicos con una pareja conocida que permita la cercanía emocional y el sexo pausado. Todos los hombres entrevistados concluyeron que la finalidad no era tener orgasmos múltiples sino hacer el amor de forma placentera y amorosa. Los orgasmos múltiples son tan sólo uno de los muchos tesoros que descubrirás en este camino que te conduce a una forma de hacer el amor más íntima y extática.

Su Cuerpo

La sexualidad femenina ha sido origen de mucho misterio y mistificación a lo largo de la historia occidental. Los órganos sexuales femeninos son en gran medida internos (en oposición a los masculinos que son fundamentalmente externos), lo que les ha hecho objeto de muchos estudios y de todavía más confusión. Cada hombre (y mujer) debe saber algunos hechos básicos de la anatomía femenina (ver figura 18). Recuerda que estas son descripciones genéricas y que la anatomía sexual, masculina o femenina, varía mucho de una persona a otra, como todo el resto de la anatomía.

EL MONTE DE VENUS

Descendiendo por el vientre femenino lo primero que encontramos es el monte de Venus. Venus, por supuesto, era la diosa del amor. El monte es la capa de piel almohadillada y cubierta de pelo que recubre el hueso púbico. Cuando eras adolescente, probablemente sentiste esta parte del cuerpo de tu novia al bailar muy pegado a ella. El monte está justo encima de el clítoris; para algunas mujeres esta área es sensible al contacto y la presión, pero otras prefieren centrarse más abajo.

LOS LABIOS EXTERNOS

Al descender hacia los muslos, el monte se separa en dos labios mayores externos. Aunque se les llama «labios», cuando la mujer no está excitada son relativamente planos y no tienen mucho aspecto de tales.

LOS LABIOS INTERNOS

A diferencia de los externos, los labios internos carecen de pelo y están relacionados con otras membranas mucosas, como los labios de la boca. Cuando no están excitados, su color puede variar del rosa al rojo oscuro o violeta. Durante la excitación sexual se llenan de sangre, se oscurecen y se hacen más gruesos. A veces pueden hincharse hasta tener dos o tres veces su tamaño normal y pasan a tener un color rojo brillante. Estos cambios también señalan que la mujer está muy excitada y próxima al orgasmo.

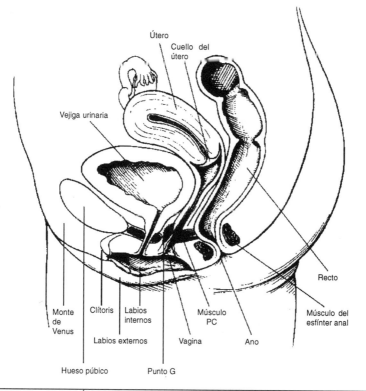

Útero

Cuello del útero

Vejiga urinaria

Recto

| Monte de Venus | Clítoris | Labios internos | | Músculo PC | | Músculo del esfínter anal |

Labios externos   Vagina   Ano

Hueso púbico   Punto G

FIGURA 18. ANATOMÍA SEXUAL FEMENINA

EL CLÍTORIS

Sigue los labios internos hasta el lugar donde se juntan, justo debajo del monte. Allí forman una cubierta protectora para el glande del clítoris, que es muy sensible; el glande clitoridiano se parece mucho al glande del pene masculino por su abundancia de nervios sensitivos. Habitualmente el glande está recubierto, pero puede ser visto si la cobertura se retira suavemente. Es tan sensible que a muchas mujeres su estimulación directa les resulta dolorosa. Por eso las mujeres suelen preferir que se les estimule el cuerpo del clítoris, que se extiende hacia el monte y se puede sentir bajo la piel como si fuera una cuerda móvil. Después del orgasmo, un gran número de mujeres sienten que el clítoris está demasiado sensible como para soportar la estimulación directa durante algunos minutos. Esta hipersensibilidad es similar a la que muchos hombres experimentan después de eyacular.

Como el pene, el clítoris está hecho de tejido eréctil y su glande se llena de sangre cuando está excitado. Mucha gente compara el clítoris con la cabeza del pene y, de hecho, evolutivamente, se originaron a partir del mismo tejido embrionario. Sin embargo, el clítoris tiene la particularidad de ser el único órgano, en ambos sexos, que existe exclusivamente para proporcionar placer sexual. Esto supone el fin de la creencia de que las mujeres son menos sensuales que los hombres: ellas son las que tienen una parte del cuerpo dedicada exclusivamente a la excitación sexual.

LA URETRA

Debajo del clítoris está la apertura de la uretra, el conducto que lleva hasta la vejiga. A diferencia de los hombres, cuya uretra es relativamente larga (se extiende a lo largo de todo el pene), en las mujeres, el trayecto hasta la vejiga es relativamente corto y por esta razón las mujeres tienden a tener más infecciones que los hombres en el sistema urinario y en la vejiga. El movimiento pendular *dentro-fuera* propio del coito puede empujar a las bacterias a subir por la uretra femenina. Si tu pareja tiene infecciones frecuentes, anímala a orinar después de hacer el amor. Eso la ayudará a evacuar las bacterias.

LA VAGINA

Debajo del clítoris y de la uretra está la entrada a la vagina. Las paredes de esta descansan una sobre otra, creando más un espacio potencial que un espacio real; y tienen muchos pliegues, lo que explica su capacidad para albergar un pene de casi cualquier tamaño, por no hablar del niño durante el parto. Esta capacidad vaginal de contraerse y dilatarse (puede encajar cómodamente incluso alrededor de un dedo) es la que hace que el tamaño del pene no suela suponer un problema.

En reposo, las paredes posterior y anterior de la vagina miden aproximadamente siete y seis centímetros respectivamente. Cuando una mujer se excita, su vagina se ensancha y estira. Los dos tercios más internos de la vagina se hinchan, lo que suele dar como resultado una menor excitación de esta parte interna. Por el contrario el tercio externo se estrecha al ser irrigado por una mayor flujo de sangre, por lo que la mujer puede sujetar bien un pene pequeño. Como mencionamos en el capítulo anterior, cuanto más fuerte sea el músculo PC de tu pareja, más fácilmente podrá contraer su vagina alrededor de tu pene y aumentar la estimulación para ambos. Si a tu pareja le gusta la penetración profunda y tienes problemas para estimular la parte más interna de su vagina, especialmente una vez que se ha dilatado, te agradará saber que hay posiciones que reducen el tamaño de la vagina y facilitan la penetración profunda (ver la sección llamada «Posiciones placenteras y saludables» en el próximo capítulo).

Muchas mujeres afirman ser más sensibles cerca de la apertura de la vagina, pero otras declaran ser sensibles en otras partes, como las paredes del fondo e incluso en el cuello del útero (ver en la sección siguiente, «El punto G y otros puntos sensibles»). No hay principios universales en cuanto a la estimulación sexual, a pesar de los grandes esfuerzos hechos para encontrarlos por parte de algunos investigadores como Masters y Johnson. Por tanto, explora con tu pareja y que sea ella quien te diga lo que le hace sentirse mejor.

EL PUNTO G Y OTROS PUNTOS SENSIBLES

Tal vez hayas oído hablar de un punto en la vagina de las mujeres que cuando es estimulado puede volverlas locas. Este punto suele ser denominado punto G y recibe su nombre del médico Ernest Gräfenberg, que lo describió por primera vez en 1950. A pesar de no ser nueva, la idea del punto G sigue levantando cierta controversia porque algunas mujeres lo localizan y otras no. La teoría más habitual es que en él se reúnen las glándulas, conductos, vasos sanguíneos y terminaciones nerviosas que rodean la uretra femenina.

¿Y dónde está exactamente? La mayoría de las mujeres que afirman haber encontrado el punto G lo localizan de tres a cuatro centímetros a partir de la apertura de la vagina en la parte superior de la pared anterior, justo detrás del hueso púbico. (Pero algunas mujeres lo encuentran más atrás.) Si miras hacia la vagina de tu pareja e imaginas un reloj en el que el clítoris está a las doce en punto, el punto G se encuentra habitualmente en algún lugar entre las once y la una.

Cuando la mujer no está excitada, el punto G es más difícil de encontrar, pero puedes llegar a sentirlo como una prominencia o un pliegue cutáneo. Cuando es estimulado puede hincharse hasta adquirir el tamaño de una pequeña moneda, sobresaliendo de la pared vaginal. Alan y Donna Brauer sugieren que el mejor momento para encontrarlo es justo después del orgasmo femenino, «cuando se ha agrandado y está sensible». Recomiendan acariciarlo al ritmo de un toque por segundo y experimentar aplicándole mayor o menor presión. Otro buen momento para estimular el punto G es cuando tu pareja está cerca del orgasmo. En cualquier caso, es más fácil que disfrute de estas caricias cuando ya está muy excitada. ¡Prueba a lamerle el clítoris con la lengua mientras tocas el punto G con el dedo y observa su respuesta!

Debes saber que algunas mujeres inicialmente se sienten incómodas o sienten el impulso de orinar cuando son estimuladas en el punto G, por tanto deberías comenzar por comentar tus planes de exploración con tu pareja y explicarle que, si ocurre, este tipo de reacción es normal. Los Brauer también recomiendan tocar suavemente en esos primeros momentos. Puede ser necesario todo un minuto para que la sensación inicial de incomodidad o el deseo de orinar desaparezcan y sean sustituidos por sensaciones placenteras. Si ella se siente incómoda o está demasiada preocupada por la sensación de tener ganas de orinar como para disfrutar de tus toques, puedes sugerirle que sea ella la que se localice el punto G. Le resultará más fácil encontrarlo si está sentada o agachada. (Si le preocupa la sensación de tener ganas de orinar, haz que orine antes de empezar a hacer el amor, así se convencerá de que tiene la vejiga vacía.)

El coito en la posición habitual del «misionero», es decir el hombre encima, a menudo deja de lado completamente el punto G. Resulta más fácil estimular esa área con el pene si tu pareja está tumbada sobre el estómago y la penetras por detrás, o si ella está encima y así puede moverse libremente para obtener placer. El movimiento de penetración superficial es el más indicado para estimular el punto G, pero, al principio, los dedos suelen ser la mejor forma de activarlo.

Algunas mujeres describen que sus puntos más sensibles se encuentran en las posiciones correspondientes a las cuatro y a las ocho horas de ese reloj imaginario, a medio camino de sus paredes vaginales. En estos lugares hay haces de terminaciones nerviosas, lo que puede explicar su sensibilidad a la presión. Tal vez hayas descubierto, por medio de caricias vaginales o de practicar la penetración en distintas direcciones, que tu pareja tiene otros puntos sensibles propiamente suyos. Sin embargo, debes recordar que no todas las mujeres tienen un punto G u otro «punto» concreto, y que si tu pareja no lo tiene, lo último que querrás hacer es presionarla o hacerle sentirse inadecuada. Toda esta exploración está destinada a darle placer, no es un intento de encontrar los botones o palancas que la excitan. Haz que la estimulación del punto G sea uno más de los variados placeres que la ofreces.

LA EYACULACIÓN

¿Eyaculación femenina? Varios sexólogos han descrito que el punto G puede «eyacular» un líquido claro cuando está muy excitado. Esto ha hecho que algunos concluyan que este punto es análogo a la próstata masculina (como mencionamos antes, los órganos sexuales masculinos y femeninos se desarrollan en el embrión a partir del mismo tejido). Cuando eyaculan, muchas mujeres se preocupan porque piensan que están orinando y, como mencionamos anteriormente, también pueden sentir la necesidad de orinar cuando se les estimula inicialmente el punto G. Pero el líquido que liberan no tiene nada que ver con la orina y el impulso de orinar suele desaparecer rápidamente cuando aumenta la excitación.

Cuando haces el amor, en algún momento puedes sentir que tu pene es «rociado» por un líquido, el cual en ocasiones incluso será visible: un reducido número de mujeres eyacula durante el orgasmo cierta cantidad de líquido procedente de la uretra equivalente más o menos a una cucharilla de café. (Las mujeres que eyaculan también deben aspirar su energía sexual hacia arriba, ya que pierden energía sexual al eyacular aunque en menor cantidad que los hombres.) Según el investigador Lonnie Barbach, «recientes análisis químicos practicados sobre los fluidos eyaculatorios [femeninos] sugieren que no guardan parecido a la orina ni al lubricante vaginal, sino que se parecen al fluido eyaculatorio masculino por sus altos niveles de glucosa y fosfatasa ácida. Se cree que estos fluidos se originan en un sistema de glándulas y conductos llamado glándulas parauretrales que rodean la uretra femenina y que se han desarrollado a partir del mismo tejido embrionario del que procede la próstata masculina».[2] Sea explicable o no, esta eyaculación femenina puede resultar muy sorprendente si nunca hemos oído hablar de ella. Un hombre relató que le dio en la cara la primera vez que estimuló oralmente a su novia. La presencia de esa fuerza de propulsión es probablemente un hecho aislado, pero no te sorprendas si con algunas mujeres necesitas utilizar gafas protectoras para practicar el sexo oral.

EL ANO

Para algunas mujeres el ano es una zona erógena mientras para otras queda fuera de los límites. Debes preguntar a tu pareja cuál es su caso. Si ambos estáis interesados en el coito anal o en el juego erótico anal (tocar y penetrar su ano con tu dedo), siempre es mejor empezar despacio y con mucho cuidado para asegurarse de que está abundantemente lubricado. Si su ano se contrae mientras está siendo estimulado, debes reducir la estimulación. Si permanece relajado, entonces puedes aumentarla.

LOS PECHOS

En comparación con el resto de la anatomía sexual femenina, los pechos son relativamente simples. Los pezones descansan sobre los círculos oscuros de las areolas y cuando son excitados se vuelven erectos. A pesar de su significado erótico, los pechos son muy similares a las glándulas sudoríparas y su función principal, como confirmará cualquier madre que amamante, es la de ser una fuente de leche cálida para los lactantes. Se nos pueden ocurrir todo tipo de interesantes teorías respecto a las causas de que en nuestra cultura occidental, tan acostumbrada al biberón y tan necesitada de energías nutritivas, los pechos grandes se hayan convertido en un poderoso símbolo del deseo. Sea cual sea la razón, esta abundancia de imágenes ha llevado a muchos hombres (y mujeres) a la errónea creencia de que el tamaño del pecho refleja el apetito sexual: cuanto mayores sean sus pechos, tanto mayor será el deseo sexual de la mujer. En realidad, lo que determina la capacidad de respuesta de los pechos de una mujer es su sensibilidad, experiencia y autopercepción: los mismos factores que condicionan su capacidad de respuesta sexual en general. El tamaño no tiene nada que ver con ello.

Cuando la excitación sexual se reduce a manipular una serie de «botones y palancas», los hombres suelen concentrarse en estimular los pezones de sus parejas. Algunas mujeres disfrutan de esta estimulación inmediata, pero muchas prefieren un contacto más ligero e indirecto para empezar. En general, intenta ir rodeando los pechos de tu amante para aumentar su deseo y su expectativa antes de tocar los pezones mismos. Algunas mujeres experimentan muy pocas sensaciones cuando se les tocan los pechos o los pezones, por lo que si es así, no debes sentirte decepcionado. Frótate los dedos para calentarlos antes de tocarle los pezones, de esa forma aumentarás la cantidad de *chi* o energía y será más fácil estimularla. Mientras tocas sus pezones ligeramente, tal vez puedas sentir un flujo eléctrico entre ellos y tus dedos. Lamer los pezones con la lengua suele ser muy eficaz porque la lengua tiene mucho *chi*. Algunas veces, como suele ocurrir con los hombres, las rutas nerviosas hasta los pezones necesitan ser activadas, lo que se puede lograr gracias a una estimulación suave y progresiva que requiere cierto tiempo. Pero tu pareja debe sentirse abierta a este lento despertar.

LA FERTILIDAD

Los ciclos de la fertilidad femenina y de la menstruación son especialmente sorprendentes para la mayoría de los hombres, y han dado lugar a mucho miedo y confusión. Este no es el mejor lugar para dar una lección de biología, pero hay unos cuantos hechos biológicos que todo hombre debería conocer sobre el cuerpo de su amante. Por ejemplo, ¿sabías que aunque el óvulo femenino sólo vive de doce a veinticuatro horas, la mujer puede quedarse embarazada hasta cinco días después del coito?

¿Cómo es posible? Antes de que el ovario femenino libere un óvulo, las glándulas del cuello del útero liberan mucosidad «fértil». Esta mucosidad ayuda al semen a llegar hasta el óvulo, por lo que a los diez minutos de la eyaculación los espermatozoides ya están nadando en las trompas de Falopio, meneando incesantemente la cola para llegar a aquel. Sin embargo, otros espermatozoides se quedan en la capa que recubre el canal del cuello del útero, donde son alimentados y se mueven libremente durante un periodo de tres a cinco días. Por tanto, si tuviste una relación el sábado por la noche y ella ha producido mucosidad fértil pero no ovula hasta el martes, podrías ser padre el miércoles. (Esto es un informe del servicio público de tu agente local de «paternidad planificada».)

Muchas mujeres se quejan de que los hombres no participan activamente en el proceso de pensar y planificar la contracepción. Gracias al aumento en el uso de preservativos esta situación está cambiando, pero todavía no lo suficiente. Es bueno conocer la diferencia entre la mucosidad fértil y la que no lo es, ya que los preservativos se pueden romper y ningún método anticonceptivo es perfecto. La mucosidad fértil es de color claro, es resbaladiza y se puede estirar. Si colocas un poco entre el pulgar y el índice, se estirará cuando separes los dedos, dejándolos conectados por un fino hilo de mucosidad. Si la mucosidad no es fértil, es de color blanco, pegajosa y menos abundante. Lo que más las diferencia es que la mucosidad que no es fértil no se estira como la que sí lo es.

Si la mujer no queda embarazada, la sangre y las células que estaban preparadas para alimentar el óvulo fertilizado se desprenden, dando comienzo la menstruación. El ciclo menstrual varía enormemente y hay pocas mujeres que tengan un ciclo exacto de veintiocho días. Los ciclos regulares pueden durar de tres a siete semanas y algunas mujeres sólo menstrúan dos o tres veces al año. Aunque la menstruación es diferente para cada mujer, lo más habitual es que comience con un flujo ligero de mucosidad rosada o unas gotas de sangre, aumente después hasta hacerse un fuerte flujo de sangre roja y posteriormente disminuya reduciéndose a unas «manchas» de un color pardusco antes de detenerse definitivamente. Algunas mujeres sangran mucho y otras poco, pero la mayoría dejan de hacerlo en el plazo de una semana.

Durante la menstruación muchas mujeres experimentan ciertos síntomas como dolores en los pechos, hinchazón, granos, dolores de cabeza, dolores en la parte inferior de la espalda, diarreas y estreñimiento (a las mujeres que sufren de herpes crónico también puede reproducírseles en este momento). Como puedes imaginar, dadas todas estas incomodidades, además del estigma que supone menstruar, muchas mujeres no tienen mucho deseo sexual durante este periodo. Sin embargo, para otras la menstruación es el momento de máxima excitación; evidentemente, cualquier momento del ciclo puede ser el momento de máximo deseo para algunas mujeres. En algunos casos, el coito durante la menstruación puede incluso aliviar los espasmos. Cuanto más entiendas el ciclo de tu pareja y más compresivo puedas mostrarte, más podrás armonizar con ella tanto en el flujo rítmico de la vida como en el del amor.

Su orgasmo

El orgasmo femenino ha sido origen de siglos, por no decir milenios, de curiosidad y controversia. La profesión médica como colectivo sólo ha reconocido su existencia en este siglo y, a pesar de ello, el orgasmo femenino ha tenido que soportar mucha ignorancia y confusión desde entonces. El debate principal ha girado en torno a las diferencias y a la relativa «madurez» de los orgasmos vaginales frente a los clitoridianos.[3] Ahora sabemos que algunas mujeres tienen orgasmos más facilmente con la estimulación clitoridiana y otras los tienen más fácilmente con la estimulación vaginal. Es así de simple. Uno no es mejor que el otro.

ORGASMO VAGINAL Y CLITORIDIANO

Una teoría reciente sugiere que, en realidad, hay dos nervios diferentes que son responsables de los dos tipos de orgasmos distintos. El nervio pudendo va, entre otros lugares, al clítoris, y el nervio pélvico va a la vagina y al útero; los orgasmos vaginales suelen conllevar también contracciones uterinas (ver figura 30, página 186). Uno de estos nervios, el pudendo, tiene más terminaciones nerviosas, lo que puede explicar que un mayor número de mujeres tengan orgasmos clitoridianos. El hecho de que ambos nervios se unan en la médula espinal también podría explicar el hecho de que algunas mujeres tengan orgasmos «combinados», procedentes al mismo tiempo del clítoris y de la profundidad de la vagina. Hay dos factores que parecen influenciar el hecho de que una mujer tenga orgasmos vaginales: la fuerza de su músculo PC y la sensibilidad de sus puntos G u otros puntos internos.

Las mujeres que tienen ambos tipos de orgasmos suelen ser capaces de diferenciarlos. Shere Hite, en su famoso informe sobre la sexualidad femenina, cita a una mujer que explica su experiencia: «Durante la masturbación, experimento un orgasmo clitoridiano que se aproxima a la idea que tengo del orgasmo masculino: un aumento de sensaciones alrededor del área del clítoris y una sensación de "espasmo muscular". El orgasmo vaginal es una sensación más abarcante, relacionada con todo el cuerpo, menos concreta a la hora de describirla: son olas de sensación más amplias». Como expusimos en el capítulo 2, también se puede afirmar que los hombres tienen dos

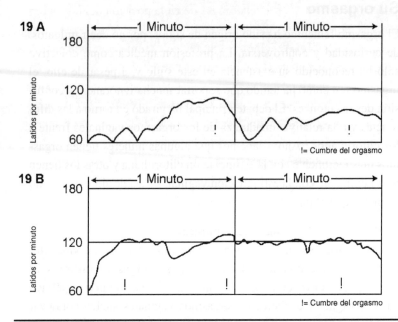

FIGURA 19. ORGASMOS MÚLTIPLES FEMENINOS DISCONTINUOS (A) Y CONTINUOS (B)

tipos de orgasmos: el orgasmo genital (o del pene) y el orgasmo pélvico (o de la próstata). Según la sexualidad taoísta, en realidad hay muchos tipos de orgasmos que pueden tener lugar en distintas partes y, lo creamos o no, en distintos órganos del cuerpo, como el hígado o el corazón. Si puedes hacer circular la energía sexual hasta el cerebro, podrás experimentar el «orgasmo cerebral». Recuerda que un orgasmo es simplemente una contracción y una expansión, o «pulsación», y esta pulsación puede ocurrir en todo el cuerpo.

TOCARLE EL CLÍTORIS MIENTRAS HACÉIS EL AMOR

Shere Hite informa de que aproximadamente un 70 por ciento de las mujeres entrevistadas necesitaban al menos un poco de estimulación en el clítoris para tener un orgasmo. Como he mencionado, el clítoris de tu pareja es el equivalente a tu glande. Para la gran mayoría de los hombres, el glande es la parte más sensible de su anatomía sexual, de la misma forma que el clítoris lo es para la mayoría de las mujeres. Pedir a una mujer que tenga un orgasmo sin estimular su clítoris es como pedir a un hombre que lo tenga sin estimular su glande: puede hacerse pero se tarda mucho más tiempo.

Por tanto no debe sorprendernos que en la posición del misionero muchas mujeres no puedan tener orgasmos, ya que la parte más sensible de su anatomía (el clítoris) sólo recibe estimulación indirecta. A veces el hueso púbico masculino roza con el clítoris o el recubrimiento del clítoris se aprieta contra él durante el coito, pero estos rozamientos fortuitos en ningún caso pueden sustituir a la estimulación directa con el pene, los dedos o la boca. No debe sorprendernos que tanto Kinsey, como Hunt y Hite, hayan descubierto que la mitad de las mujeres nunca o casi nunca experimentan orgasmos durante el coito.

Muchas mujeres experimentan orgasmos durante el coito con mucha más facilidad si ellas, o sus parejas, también estimulan su clítoris. Los hombres suelen tener orgasmos mucho más rápidamente que las mujeres durante el coito (de dos a tres minutos frente a veinte), pero las mujeres pueden experimentar orgasmos tan rápidamente como los hombres cuando se masturban; probablemente porque son ellas mismas las que se estimulan el clítoris y saben lo que les gusta. Un hombre multiorgásmico relató esta experiencia de acariciar a su amante mientras hacían el amor: «Cuando estoy detrás de ella o ella está encima, tengo las manos libres para jugar son su clítoris. La excita muchísimo, la vuelve loca. Comienza a gemir tan alto que en una ocasión tuvimos que hacer un parón para cerrar las ventanas».

Algunos hombres (o mujeres) pueden quejarse de que usar las manos para estimular el clítoris de su pareja durante el coito es poco natural o excesivamente mecánico. Como recordaba un hombre multiorgásmico: «Durante mucho tiempo pensé que el hecho de que un hombre tuviera que usar los dedos era un signo de debilidad. Pero me di cuenta de que hay veces en que la mujer disfruta realmente, e incluso preferiría un contacto con los dedos o la lengua porque le producen una sensación completamente diferente». Evidentemente, este tipo de estimulación no puede ser considerada poco natural ni un signo de que el hombre es débil cuando casi tres cuartas partes de las mujeres la necesitan para obtener satisfacción sexual.

Los hombres que no están acostumbrados a usar sus manos durante el coito pueden necesitar un poco de tiempo para coordinar las caricias clitoridianas con los movimientos pélvicos. Con la práctica, esta coordinación se hace cada vez más fácil, especialmente si ralentizas tus movimientos pélvicos y permites que tu pareja (y tú mismo) saboree cada penetración y cada caricia. Debes tener cuidado de no centrarte excesivamente en el clítoris de tu pareja perdiendo la conexión con ella. Asimismo, ten cuidado de no perder de vista lo que hace tu mano para que tu pareja no sienta que las caricias se vuelven mecánicas. Si puedes caminar y mascar chicle al mismo tiempo, también deberías ser capaz de acariciar el clítoris y mover la pelvis simultáneamente.

Si tu pareja está dispuesta a acariciarse a sí misma, tanto mejor. Un hombre se quejaba a su novia de que, como estaba plenamente dedicado a llevarla hasta el orgasmo, sentía que ella le usaba para «masturbarse». Esta reacción es comprensible si el hombre siente que es responsable de «dar» orgasmos a su pareja. Sin duda es esta disposición mental la que hace que las mujeres finjan el orgasmo para agradar a sus parejas o para demostrarles que han quedado satisfechas. Como explicamos en el capítulo 2, el orgasmo ocurre fundamentalmente en el cerebro, por tanto no puedes «dar» un orgasmo a tu pareja. Ella debe experimentarlo en su propia mente (y cuerpo).

A medida que cada vez más mujeres han ido descubriendo su capacidad orgásmica, simple o múltiple, los hombres han sentido una presión cada vez mayor para satisfacer este creciente potencial orgásmico. El deseo masculino de satisfacer a las mujeres es noble y necesario, pero la presión que lo acompaña no lo es y puede aumentar los sentimientos de ansiedad ya habituales entre los hombres. Tu planteamiento será mucho más realista y sentirás mucha menos presión, si te das cuenta de que simplemente estás ayudando a tu pareja a realizar su propio potencial orgásmico.

LA HUELLA DACTILAR ORGÁSMICA

Clitoridiano, vaginal u orgasmo combinado son tan sólo categorías que los sexólogos utilizan para describir los orgasmos genitales de las mujeres. Como mencionamos en el capítulo 2, los sexólogos también establecen distinciones entre los orgasmos breves o *discontinuos* y los orgasmos largos o *continuos* (ver figura 19). Algunas mujeres tienen orgasmos discontinuos, otras los tienen continuos, y otras terceras tienen una combinación de ambos. Hartman, Fithian, y su colaborador Berry Campbell sugieren que el patrón orgásmico de cada mujer es tan individual que debería llamarse «huella dactilar orgásmica». Como ha señalado Lonnie Barbach, tanto la fisiología como las expectativas personales y culturales influencian la experiencia orgásmica de tu pareja (y la tuya propia), y esta es una de las razones por las que la gente tiende a tener patrones de orgasmo considerados «normales». Algunas mujeres tiene un orgasmo intenso, otras tienen un orgasmo suave y otras lo tienen continuo. Las mujeres multiorgásmicas pueden tener cualquier combinación de los anteriores. Es importante recordar que el orgasmo de tu pareja (como el tuyo) será un poco diferente cada vez.

Según el kung fu sexual, las mujeres también pueden llevar su energía desde la pelvis hasta el cerebro y expandir sus orgasmos por todo el cuerpo. Esta circulación de *chi* energetizará a tu pareja de la misma forma que te energetiza a ti. (En el capítulo 6 sugerimos algunos ejercicios que tu pareja puede realizar para expandir sus orgasmos.) En general, las mujeres se centran menos en los genitales que los hombres y, como consecuencia, les resulta más fácil experimentar y extender sus orgasmos por todo el cuerpo. El hecho de que muchas mujeres sean genitalmente «preorgásmicas» (es decir, nunca han tenido un orgasmo genital) puede deberse a esta tendencia a la difusión. En el capítulo 6, ofrecemos algunas técnicas para ayudar a las mujeres preorgásmicas a convertirse en orgásmicas y otras que ayudarán a las orgásmicas a convertirse en multiorgásmicas.

Te resultará mucho más fácil hacerte un hombre multiorgásmico si tu pareja disfruta haciendo el amor durante largos periodos. Las parejas que se quejan de que el hombre no es capaz de resistir el tiempo suficiente son más numerosas que las que se quejan de que la mujer se cansa antes que él. Pero este último caso puede llegar a darse si tú te haces multiorgásmico y ella no. Aunque es importante no presionarla y aceptar sus deseos en cuanto a la cantidad de placer que desea, debes animarla a explorar su potencial en el capítulo que ha sido escrito para ella. En el capítulo 9 ofrecemos algunas sugerencias para las parejas con un serio desequilibrio en cuanto al apetito sexual. En cualquier caso, la mayoría de las mujeres están dispuestas a ayudar a sus compañeros a hacerse multiorgásmicos y, en este sentido, lo más importante que tu pareja puede hacer es explorar su propio placer y cultivar su propia satisfacción sexual.

Su excitación

La mayoría de las mujeres tardan más en excitarse que la mayoría de los hombres, pero una vez excitadas, generalmente su deseo suele durar más tiempo que el de sus compañeros (como practicante del kung fu sexual, serás una excepción a la segunda mitad de esta regla). Según el taoísmo, los hombres son como el fuego y las mujeres como el agua. El fuego se enciende con rapidez, pero el agua lo apaga fácilmente. Para satisfacer a tu amante tienes que llevarla al punto de ebullición, lo que requiere que mantengas tu propio fuego encendido el tiempo suficiente. El secreto para satisfacer a tu pareja es comprender las etapas de su excitación y aprender a sincronizar tu nivel de excitación con el suyo.

¿CÓMO PUEDO SABER QUE LA MUJER HIERVE DE DESEO?

Los médicos taoístas tomaron nota de las etapas de la excitación que distinguieron en las mujeres. Muchas de sus observaciones han sido confirmadas por los investigadores occidentales, especialmente por Kinsey que las describe en un capítulo de su *Sexual behaviour in the human female* titulado «Fisiología de la respuesta sexual y el orgasmo». Mencionamos aquí los estadios de la excitación femenina no para que las mujeres se sientan cohibidas, sino para que los hombres puedan comprender mejor cómo satisfacer los deseos de sus compañeras. Al leer estas etapas generales, es importante recordar la conclusión de Kinsey respecto a la originalidad de la sexualidad de cada persona: «No hay nada que caracterice tanto la respuesta sexual como el hecho de que es diferente para dos individuos cualesquiera».

Dicho esto, no podríamos contar con una guía mejor que Su Nü (una de las fiables consejeras femeninas del emperador amarillo) para obtener una descripción general de la excitación femenina. El emperador amarillo le preguntó una vez: «¿Cómo puedo saber si una mujer está experimentando placer?». Su Nü replicó que hay cinco signos, cinco deseos y diez movimientos que muestran la progresión de la excitación femenina. Los cinco signos y los cinco deseos describen lo que ocurre en el cuerpo de la mujer cuando se excita, mientras que los diez movimientos describen cómo sus acciones señalan lo que ella desea que hagas a continuación.

Antes de describir estos secretos de la excitación femenina, es conveniente mencionar que vivimos en tiempos más abiertos y directos que los de Su Nü, y que probablemente no tienes por qué limitarte a leer las hojas de té en el cuerpo de tu pareja. Puedes preguntarle lo que desea; o todavía mejor, ella puede decírtelo. Pero el ardor propio de la práctica sexual no siempre invita a hablar, por no hablar de expresar las preferencias con claridad. La pasión acalla el lenguaje y es en esos momentos cuando saber reconocer las señales del placer femenino puede serte útil. Antes o después de hacer el amor, puedes preguntarle si Su Nü entendía o no sus deseos individuales. No hace falta mencionar que el consentimiento es esencial en cualquier encuentro sexual, y el hecho de que notes que el cuerpo de la mujer con la que estás saliendo se excita no significa nada a menos que su mente decida hacer algo al respecto. «No» significa no, diga lo que diga su cuerpo.

Los textos taoístas algunas veces eran muy directos y otras muy vagos. Algunos de los estadios de la excitación quedarán claros, incluso serán obvios, mientras que otros pueden parecer demasiado sutiles para ser detectados. Los signos, los deseos y los movimientos se solapan en cierta medida y resulta difícil mantenerlos en orden, por lo que intentaremos simplificarlos en la descripción que hacemos de ellos más abajo. Recuerda que estos puntos de referencia generales no son un mapa exacto del camino. No esperes distinguir cada uno de los estadios cada vez que hagas el amor y no esperes a comprobar que los has alcanzando antes de seguir adelante. Por encima de todo, el encuentro amoroso debería ser fluido y espontáneo, y estos puntos de referencia simplemente te ayudan a mantenerte en la dirección correcta.

LOS SIGNOS DEL DESEO

La pasión, como el control eyaculatorio, comienza con la respiración y la primera señal del deseo que notarás en tu amante es que cambiará su respiración, haciéndose más superficial y rápida. Según Su Nü, si su nariz se abre, su boca se ensancha y te abraza con ambos brazos, quiere que vuestros genitales entren en contacto. Cuando su cuerpo se estremece, desea que toques ligeramente sus genitales. Si su cara se sonroja, desea que juegues con el glande alrededor del monte de Venus y cuando estira las piernas desea que frotes tu glande con el clítoris y la entrada de la vagina.

Su Nü continúa: «Si sus pezones se endurecen y empuja el vientre hacia afuera, penétrala lenta y superficialmente. Si tiene la garganta seca y traga saliva, comienza a moverte lentamente dentro de ella. Si comienza a mover el vientre, está experimentando un gran placer. Si su vagina está bien lubricada o si eleva las piernas para rodearte, penétrala más profundamente. Si aprieta los muslos, el placer la está desbordando. Si se mueve de un lado al otro, quiere que la penetres profundamente, de un lado al otro. Si suda lo suficiente como para mojar las sábanas o si sitúa su cuerpo en línea recta y cierra los ojos, está a punto de tener un orgasmo. Cuando arquea su cuerpo contra el tuyo, su placer a alcanzado el punto más alto. Cuando se estira y relaja, el placer recorre todo su cuerpo. Si las secreciones vaginales se derraman por sus muslos y trasero, está plenamente satisfecha y deberías retirarte lentamente».

Ahora que hemos hablado de cómo *reconocer* los signos del deseo progresivo de tu pareja, debemos hablar de cómo *satisfacer* ese deseo en el capítulo siguiente.

CAPÍTULO CINCO

La Pareja Multiorgásmica

Controlar la eyaculación mientras practicamos individualmente es una cosa, pero controlarla cuando hacemos el amor es otra muy distinta. El control que has desarrollado, a raíz del capítulo 3, sobre la respiración, la concentración, el músculo PC y, principalmente, sobre la energía sexual, te ayudará enormemente a ser multiorgásmico con tu pareja, pero también debes aprender practicando a dúo.

Dar Placer a Tu Compañera

A diferencia de la excitación masculina, la femenina no acaba en un precipicio. Es verdad que algunas mujeres tienen orgasmos tan satisfactorios (clímax) que no desean seguir haciendo el amor y, como comentamos anteriormente, algunas incluso eyaculan. Pero como las mujeres no tiene que preocuparse por perder la erección o derramar su semilla, generalmente pueden rendirse al placer de una forma que resulta imposible a los hombres. Sin embargo, las mujeres no alcanzan la dicha sin esfuerzo. Alcanzar un orgasmo, orgasmos múltiples u orgasmos expandidos requiere conocimiento, habilidad y esfuerzo, tanto por parte de las mujeres como de los hombres. A continuación describimos cómo las puedes ayudar.

En el kung fu sexual, todos los aspectos del contacto son considerados parte de la unión entre hombre y mujer. Tocarse con las manos o los labios es tan importante para la armonización mutua como el coito mismo. De la misma forma que tienes una forma concreta de cultivar el placer solitario, probablemente también tendrás una forma característica de dar placer a tu pareja, y a pesar de que la mayoría de las mujeres tienen zonas erógenas comunes, cada mujer, evidentemente, tiene sensibilidades diferentes en momentos diferentes. Prueba estas técnicas taoístas pero déjate guiar por las preferencias de tu pareja.

El *Discurso del Tao más elevado bajo el cielo* afirma que: «La esencia de los juegos preliminares es la lentitud. Si uno procede lenta y pacientemente, la mujer rebosará alegría. Te adorará como a un hermano y te querrá como a un padre. El maestro de este Tao merece el nombre de caballero celestial». Como las expectativas y la intensidad progresiva son importantes a la hora de llevar el deseo de tu pareja hasta el punto de ebullición, deberías empezar besándola apasionadamente. Comienza por las extremidades en lugar de por los genitales. Acaricia, masajea y besa sus manos y muñecas, sus pies y tobillos. Sigue por sus brazos o piernas hacia el abdomen. La estimulación de los puntos que se encuentran a lo largo de los meridianos (canales de energía) de su cuerpo la ayudará a aumentar su excitación sexual: hay muchos puntos sensibles a lo largo o cerca de la columna (el canal posterior), así como en la región lumbar, el cuello o las orejas. La parte interna de los brazos y muslos también suele ser muy sensible en la mayoría de las mujeres. Cuando hablamos de *acariciar*, nos referimos a un toque suave y ligero como una pluma, aunque puede ser más intenso cuando estimules ciertos grandes músculos como los glúteos.

SUS PECHOS

Como mencionamos anteriormente, cuando vayas a tocar sus pechos, debes hacerlo mediante un giro lento en espiral, dibujando círculos cada vez más estrechos hasta llegar a los pezones. La mayoría de los hombres se dirige a los pezones demasiado pronto (quizá se trate de viejos instintos alimenticios). Si giras lentamente alrededor de los pezones llevarás la energía sexual hacia ellos. Asimismo, recuerda que debes frotarte las manos para generar más *chi.* Por último, tócale los pezones ligeramente girando tus dedos pulgar e índice a su alrededor. (Puedes tocar ambos pechos simultáneamente o centrarte en uno de ellos cada vez.) A algunas mujeres les gusta recibir caricias y presiones más enérgicas, por tanto déjate guiar por la respuesta de tu pareja. Como dijimos antes, la lengua está cargada de *chi* y usarla para lamer el pezón, dar vueltas a su alrededor o chuparlo suele ser una buena forma de excitar a tu pareja. La erección y el abultamiento de los pezones señalan que lo estás haciendo bien.

SUS GENITALES

Cuando te acerques a sus genitales, es mejor estimular la parte interna de los muslos, el monte de Venus y los labios vaginales antes de contactar con el clítoris. Imagínate que estuvieras atravesando círculos concéntricos de placer e intensidad cada vez mayores. Cuando finalmente llegues al clítoris, su energía sexual y su excitación serán enormes.

A cada mujer le gusta que se le toque el clítoris de una forma diferente y debes convertirte en un experto en esa forma concreta de darle placer. La forma de tocar es incluso más importante que dónde lo hagas. Utiliza el dedo, la caricia o la espiral de forma uniforme, ni demasiado rápido ni demasiado despacio. Evita los movimientos amplios: en el clítoris, la sensibilidad está mucho más concentrada que en el pene, por lo que es mejor emplear movimientos más centrados y sutiles que los propios de la estimulación vigorosa que suele gustar a los hombres.

En cuanto a dónde tocar, lo óptimo es empezar por las partes menos sensibles de este órgano tan impresionable. Comienza acariciando la base y los lados del clítoris, después prueba a acariciar el recubrimiento y haz rodar el clítoris entre tus dedos pulgar e índice, ¡suavemente! Recuerda que debes tocar la cubierta antes de tocar el glande que es tremendamente sensible. Experimenta con diversos toques y varía el grado de presión que aplicas. Si a tu pareja le gusta, empujará los genitales ligeramente hacia ti para que sigas estimulándola. Gemidos, suspiros, jadeos, tensión en los músculos, contracciones de los dedos de los pies, sudor, todos ellos son buenas señales, como también lo son la sonrisa y otras expresiones faciales. Si tu toque resulta demasiado intenso o incómodo, ella retirará la pelvis ligeramente. Suaviza tus toques o prueba otro tipo de caricia.

KUNG FU LINGUAL

Aunque efectivos, los dedos no son la herramienta ideal porque su sensibilidad no es comparable a la del clítoris de tu pareja. La dureza de los huesos de tus dedos y las uñas afiladas puede resultar dolorosos (debes asegurarte de tener las uñas cortas y romas). Por esta razón, la lengua está mucho mejor preparada para la tarea.

Se han hecho muchos chistes sobre el sexo oral y los sabores y olores que le acompañan. Hay hombres que hacen muecas de desaprobación al pensar en él mientras que otros sonríen al recordar momentos agradables. Un hombre multiorgásmico describe de esta forma cómo se convirtió en un fan del sexo oral: «En el pasado, no me gustaba usar la lengua porque sentía que no llegaba a ninguna parte. En realidad era bastante egoísta e iba a lo mío. Ahora mi compañera tiene unos orgasmos increíbles cuando la toco con la lengua y me encanta verlos. Incluso yo mismo empiezo a sentir el hormigueo en mi cuerpo. Lo que el Tao describe acerca de estar en mutua sintonía es verdad. Recibo cuando doy. Esto es algo que muchos hombres se pierden. Yo sé que me lo he perdido durante mucho tiempo».

Independientemente de tus sentimientos personales hacia el sexo oral deberías saber que es la forma más rápida de conseguir que fluyan los fluidos vaginales de una mujer y de prepararla para hacer el amor. Como comentamos antes, también es la forma más fácil, y para algunas mujeres la única, de tener un orgasmo.

Si no eres aficionado al *cunilingus*, no tienes por qué lanzarte a ello de cabeza. Cuando utilices la lengua cerca del clítoris de tu pareja, tu nariz y tu cara estarán muy cerca de su monte de Venus y de su bajo vientre. Si lo que te disgusta es el olor, prueba a bañarte con ella utilizando aceites perfumados (debemos mencionar que a muchos hombres les excita, o después de cierto tiempo llega a excitarles, el olor de la vagina de su pareja). Evidentemente, lo mejor es no centrarse inicialmente ni exclusivamente en el clítoris: utiliza la lengua para tocarle los labios internos, el punto sensible en la base de la vagina y también el perineo.

También es importante no quedarse excesivamente fijado en los genitales excluyendo el resto del cuerpo. Algunas mujeres se sienten desconectadas durante el sexo oral, sensación que puede reducirse utilizando las manos para continuar acariciándole las piernas, el vientre, los pechos, las manos y la cara. Muchas mujeres descubren que la estimulación de los pezones durante el sexo oral aumenta su placer enormemente, pero otras mujeres dicen que eso les distrae de la intensidad de la estimulación clitoridiana. En cuanto a las técnicas clitoridianas, probablemente querrás probar una combinación de frotaciones con los labios, lametones con la lengua y succiones con la boca. Si alternas el uso de la lengua con una suave succión del clítoris, el resultado puede ser extremadamente placentero. Una vez más, evita la presión excesiva. Lo mejor suele ser utilizar una presión ligera, consistente y rítmica.

Muchos hombres creen erróneamente que el sexo oral incluye la inserción de la lengua en la vagina de su pareja. Este no suele ser el caso porque la lengua es demasiado corta y demasiado suave como para estimular con éxito la vagina femenina, aunque los taoístas recomiendan una técnica para estimular el punto G en la que se engancha la lengua y se tira hacia atrás. Merece la pena probarla, ¡sobre todo si tienes una lengua fuerte! (Puedes fortalecer la lengua sacándola y volviéndola a meter en la boca, como si fuera una serpiente, tan rápido como puedas durante uno o dos minutos. Practica tan frecuentemente como puedas.)

LA PENETRACIÓN

Generalmente, los dedos serán más eficaces que la lengua a la hora de estimular la vagina de tu pareja. Puedes utilizar un dedo (o dos, si está muy excitada) para penetrarla. Recorre en círculo las paredes de la vagina para descubrir los lugares más sensibles. No te olvides del punto G que está de tres a cinco centímetros detrás del clítoris. Quizá también desees imitar el movimiento pélvico con los dedos, dentro y fuera (lentamente al principio), simulando la acción del pene.

En ese momento, el deseo de tu compañera probablemente estará acercándose al punto de *ebullición* y tendrá muchas ganas de que la penetres. Pero no entres del todo. Sostén el pene con la mano como si fueras a guiarlo hacia la vagina. Antes de entrar, frota el glande con su clítoris. Esto la hará hervir de pasión. Después entra gradualmente, primero dos o tres centímetros, después el doble, y después vuelve atrás ligeramente para que el pene se quede en la entrada de la vagina. Este acercamiento lento y prolongado te ayudará a controlar tu propio deseo y te permitirá comenzar una pauta de movimiento que os llevará a ambos hasta las cumbres del placer en numerosas ocasiones.

Si ella es multiorgásmica puedes desear ayudarla a tener un orgasmo antes de efectuar la penetración, o tal vez prefieras esperar hasta penetrarla. Si ya ha tenido al menos un orgasmo, quizá se muestre más compresiva con tu necesidad de detenerte momentáneamente cuando te acercas al punto de No Retorno. Cuando estés haciendo el amor, sus orgasmos te ayudarán a controlar la eyaculación: tal como lo entienden los taoístas, el agua (fluido vaginal) enfría el fuego. A medida que aprendas a controlar mejor el impulso eyaculatorio, te preocupará cada vez menos, porque podrás utilizar la respiración y la mente para controlarlo eficazmente y necesitarás interrumpir el ritmo del coito con menos frecuencia.

CARGAR SUS CIRCUITOS ERÓTICOS

Cuando estés dando placer a tu pareja, debes evitar seguir instrucciones fijas o pautas de actuación sexual porque pueden resultar rutinarias. La secuencia descrita en la sección anterior para dar placer a tu pareja no es la única posible: describe la pauta general de excitación de la mayoría de las mujeres, pero no necesariamente de todas ellas y las que la siguen tampoco lo hacen en todas las ocasiones. Por ejemplo, en un coito rápido podrías pasar directamente al sexo oral. Mezcla y combina. Observa qué es lo que quiere tu pareja y cuál es su estado de ánimo en ese momento. Las técnicas pueden ayudarte a satisfacer a tu pareja, pero merece la pena tener presente el consejo que Herant Katchadourian nos ofrece en su *Fundamentals of human sexuality*: «La búsqueda simplista de botones y palancas conduce al sexo mecánico porque la energía que carga los circuitos eróticos es la emoción». El conocimiento del cuerpo de tu pareja es esencial, pero no hay nada que pueda sustituir al afecto sincero.

Técnicas de Penetración

La mayoría de las películas pornográficas retratan a hombres que penetran a sus parejas haciendo un movimiento pendular dentro-fuera hasta que eyaculan, por lo que no debe sorprendernos que la mayoría de los hombres piensen que eso es lo que se debe hacer. En realidad, este movimiento de penetración rítmico es la mejor receta para tener una eyaculación rápida que deje insatisfechos tanto al hombre como a la mujer. Los taoístas reconocieron que un movimiento adecuado es esencial para sentir placer durante el coito, controlar la eyaculación y mantener la salud sexual. Pero más importante que utilizar una técnica concreta es asegurarse de que tu compañera está suficientemente excitada. Debemos evitar a toda costa realizar la penetración demasiado pronto (antes de que esté suficientemente lubricada). Incluso si desea vehementemente ser penetrada, los movimientos (pélvicos y manuales) lentos harán que aumente su expectación y te ayudarán a controlar la eyaculación.

ENCONTRAR EL RITMO

Los taoístas desarrollaron numerosos tipos de movimientos de penetración, la mayoría de los cuales combinan movimientos superficiales y profundos (ver figura 20). Todos ellos animan al hombre a penetrar superficialmente una serie de veces antes de penetrar profundamente; el más común de ellos propone *nueve movimientos superficiales por cada movimiento profundo*. (A medida que aprendas a controlar la eyaculación, puedes ir reduciendo la proporción a seis e incluso tres movimientos superficiales por uno profundo.)

Alternar la penetración superficial y profunda te ayudará a prolongar el tiempo y excitará a tu compañera. Los movimientos profundos sacan el aire de la vagina, creando un vacío que es intensificado por los movimientos superficiales. Debes evitar la retirada completa porque rompe el sello del vacío; en lugar de ello, retírate hacia atrás hasta quedarte dos o tres centímetros dentro de ella. Un hombre multiorgásmico describió así su experiencia: «Cuando leí sobre esta técnica taoísta de penetración no creí que funcionaría, pero a las mujeres las vuelve locas: les *encanta* la combinación de penetración superficial y profunda. Tienen orgasmos mucho más rápidamente: pueden tener dos o tres antes de que yo tenga el primero. Anteriormente, no podía resistir el tiempo suficiente como para llevar a una mujer hasta ese punto».

Más importante que el número concreto de penetraciones superficiales y profundas es practicar un ritmo básico que puedas mantener y que tanto tú como tu compañera podáis disfrutar durante un perio-

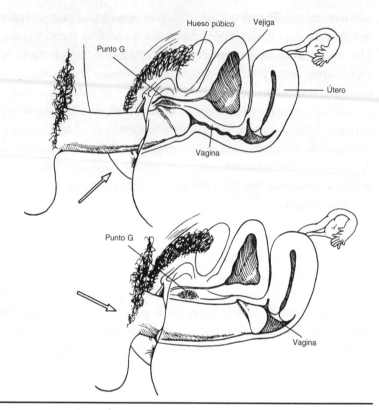

FIGURA 20. PENETRACIÓN SUPERFICIAL Y PROFUNDA

do prolongado. Pero no permitas que tus movimientos se hagan mecánicos por estar dedicado a llevar la cuenta.

PENETRACIÓN PROFUNDA

Después de penetrar profundamente, la mayoría de los hombres retroceden toda la longitud de la vagina de su compañera, lo que hace que el glande (su punto más sensible) reciba una intensa frotación. Si tienes dificultades para mantener la erección, este movimiento de entrada y salida está especialmente indicado para ti (ver el ejercicio de Entrada Suave, en el capítulo 8) pero, como puedes imaginar, también es muy excitante y normalmente lleva a una eyaculación rápida.

Por esta razón, los maestros taoístas desarrollaron el movimiento de penetración profunda en vertical. Este movimiento utiliza la base del pene, nuestro punto menos sensible, para estimular el clítoris de nuestra pareja, su punto más sensible (ver figura 21). A la hora de posponer la eyaculación los beneficios de este movimiento son evidentes. En lugar de retirarte, puedes quedarte dentro de tu pareja y moverte repetidamente arriba y abajo. Esto será especialmente importante cuando ella esté en medio de un orgasmo y desee que te quedes dentro pero tu te encuentres al límite.

Recuerda que la proximidad del clítoris femenino a la vagina es variable, lo que puede ser una de las razones por las que algunas mujeres tienen orgasmos durante el coito con más facilidad que otras. Algunas mujeres podrán ser estimuladas en el clítoris con este movimiento vertical de penetración profunda, pero otras necesitarán la ayuda de tus dedos. En cualquier caso, este movimiento te ayudará enormemente en los episodios más intensos del encuentro amoroso.

DISTINTAS DIRECCIONES

Además de la profundidad, la dirección de la penetración también puede variar. Según la medicina china, las diversas partes de la vagina, como las del pene, se corresponden con los órganos y glándulas del cuerpo (ver figura 22). Para satisfacer y energetizar verdaderamente a tu pareja tienes que estimular toda su vagina cuando haces el amor. Quizá te parezca que eso supone mucho trabajo y no podrás hacerlo en todas las ocasiones, pero cuanta más superficie de su vagina puedas masajear con el pene, mejor.

Comienza con una penetración superficial, de izquierda a derecha y de arriba a abajo. Después penetra profundamente y, permaneciendo es esa posición, utiliza la base del pene para frotar, arriba y abajo, el clítoris de tu pareja; el glande de tu pene rozará suavemente con el cuello del útero. Ahora retírate formando un ángulo, lo que estimulará sus paredes vaginales. (Una vez que hayas aprendido a diferenciar entre penetración superficial y profunda, puedes dedicarte a explorar la profundidad media.) Recuerda que las mujeres tienen diversos puntos de gran sensibilidad, por tanto penetrar en distintas direcciones optimiza tus probabilidades de satisfacer a tu compañera.

Además de la profundidad y la dirección, también puedes variar la velocidad de la penetración. El médico Li Tung-hsüan Tzu, que vivió en el siglo séptimo, describe poéticamente nueve tipos distintos de movimientos de penetración que ofrecen a tu pareja gran variedad de profundidades, direcciones y velocidades:

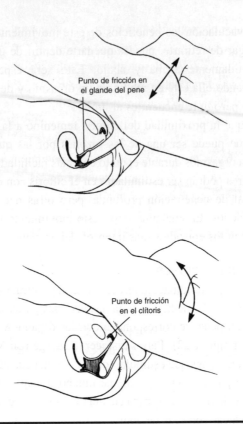

Punto de fricción en
el glande del pene

Punto de fricción
en el clítoris

FIGURA 21. PENETRACIÓN DENTRO-FUERA frente a PENETRACIÓN ARRIBA-ABAJO

1. Golpea a izquierda y derecha, como un bravo general que penetrara en las filas enemigas. [La imaginería de la batalla de los sexos no estaba del todo ausente en la sexualidad taoísta.]
2. Elévate y lánzate repentinamente como un caballo salvaje chapoteando en un arroyo de montaña.
3. Empuja dentro y fuera, como una bandada de gaviotas que jugara con las olas.
4. Utiliza penetraciones profundas y toques superficiales y provocativos, como un gorrión picoteando granos de arroz.
5. Haz penetraciones superficiales y después más profundas siguiendo un ritmo constante [hacia la izquierda y la derecha], como un gran piedra que se hundiera en el mar.
6. Empuja lentamente, como una serpiente que entrara en su agujero.

7. Precipítate con rapidez, como un ratón asustado que corriera a su madriguera.

8. Quédate suspendido y después vuelve golpear como un águila que atrapara a una liebre esquiva.

9 Elévate y lánzate hacia abajo como un gran velero navegando al viento salvaje.

Al final, acabarás incorporando todos los movimientos aprendidos a tu propio ritmo pélvico, que dependerá de las circunstancias concretas y del placer que desees sentir.

El Arte Avanzado de la Penetración con Giro

La mayoría de los hombres, cuando penetran, sólo estimulan una pequeña parte de la vagina de sus parejas. Esta es la razón por la que el kung fu avanzado requiere «enroscar o atornillar» más que «penetrar». Estas palabras describen perfectamente la acción en espiral que el Tao sugiere para dar placer a tu pareja (y a ti mismo). En lugar de moverte hacia adelante y hacia atrás, debes girar las caderas o, en el caso ideal, el sacro, dibujando medios círculos, primero en un sentido y después en el otro. Un hombre multiorgásmico explicó así su técnica: «Entro y salgo en círculo. Juego con un lado y luego con el otro. Entro primero a nivel superficial y después voy a fondo, jugando con un lado y después con el otro. Y después describo muchos más círculos. He descubierto que a muchas mujeres les encanta, especialmente cuando están teniendo los últimos orgasmos».

Los amantes más experimentados de todo el mundo han descubierto la efectividad de mover las caderas cuando hacen el amor, y muchos hombres han descubierto que balancear los hombros al principio les ayuda a rotar el sacro o las caderas, aunque estas no son tan sutiles y efectivas como el primero, que está situado en el centro de la pelvis (ver figura 23). Según el Tao, el sacro controla el pene.

Según el Tao, un clavo (que penetra directamente) sale fácilmente, pero un tornillo (que se atornilla) es mucho más permanente. Elvis Presley utilizó estos giros pélvicos (en realidad, sacrales) sobre el escenario causando un tremendo impacto y ganándose una inmensa popularidad; tú recibirás esa misma acogida en el dormitorio una vez que domines la técnica.

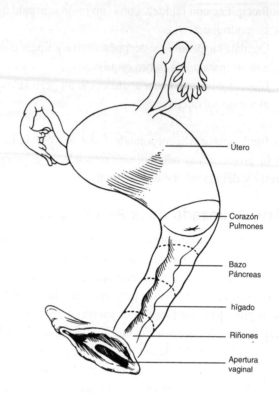

Útero

Corazón
Pulmones

Bazo
Páncreas

hïgado

Riñones

Apertura
vaginal

FIGURA 22. PUNTOS DE REFLEXOLOGÍA EN LA VAGINA

La vieja y conocida penetración enérgica, esa que hace crujir los muelles del colchón, también tiene su tiempo y lugar, especialmente si a tu pareja le gusta la penetración profunda y tú dispones de un gran control. Un hombre multiorgásmico explicó: «Habitualmente, a las mujeres les gusta la penetración profunda en una fase posterior, cuando se han relajado. Si se hace demasiado pronto, puede resultar dolorosa. Por eso, a medida que avanza la noche, me doy cuenta de que penetro más profundamente porque su pasión ya las ha preparado. Si es demasiado para mí, entonces tengo que respirar y, si es absolutamente necesario, a veces me retiro y uso la lengua y los dedos». Uno de los beneficios de utilizar un preservativo (que discutiremos más adelante en la sección llamada «Cuándo empezar: algunas palabras sobre la práctica sexual segura», más adelante en este mismo capítulo) es que, como insensibiliza tu pene, puedes hacer el amor

Rotar el Sacro

Al principio, las rotaciones probablemente procederán de las caderas o de la pelvis, ya que, a menos que practiques frecuentemente el baile latino o africano, no estarás acostumbrado a rotar el sacro. Date un poco de tiempo y al final conseguirás moverte en espiral, «enroscar», moviendo el sacro sutilmente. Para aislar y distinguir el sacro, ponte una mano sobre el pubis y otra sobre el sacro y trata de dibujar una espiral, primero hacia la izquierda y luego a la derecha. El paso siguiente es intentar inclinar el pene hacia arriba empujando el coxis (la base del sacro) hacia adelante (curvando ligeramente la espalda); después intenta inclinar el pene hacia abajo mientras empujas el coxis hacia atrás (arqueando ligeramente la columna). Una vez que has aislado el sacro puedes realmente hacer el movimiento de giro.

---

durante más tiempo, especialmente si tu pareja quiere que la penetres vigorosa y profundamente. Pero debes asegurarte de permanecer en conexión con tus órganos sexuales y de vigilar el ritmo de tu excitación. Cuanto más practiques, más controlarás y menos tendrás que retirarte. Un hombre multiorgásmico explica lo que hace cuando se acerca al punto de No Retorno: «Cuando estoy haciendo el amor y empiezo a sentir que me voy a *ir*, intento escuchar mi cuerpo y compartir con mi pareja dónde estoy y lo cerca que me encuentro. Si estoy muy cerca, me detengo y practico la respiración profunda, eso hace que mi cuerpo se relaje».

Casi siempre es mejor empezar con penetraciones lentas o espirales (la práctica taoísta es justo lo opuesto de esa sensación apresurada, breve y egoísta, que según la opinión popular define la sexualidad masculina: «Pim, pam, pum; gracias, señora»). Como toda práctica física y espiritual, hacer el amor requiere disciplina e innovación. Te interesan dos cosas: una pauta general de penetración con giro que resulte placentera y una variedad de cambios espontáneos en la profundidad, velocidad y dirección.

Hueso de la cadera derecha   Sacro   Hueso de la cadera izquierda

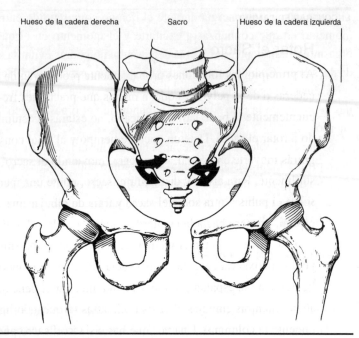

FIGURA 23. ROTAR EL SACRO

La Gran Aspiración para Dos

Introdujimos la Gran Aspiración en el capítulo 3, pero ahora te proponemos una variante que puedes practicar con tu pareja. Cuando practiquéis la Gran Aspiración durante el coito, ambos intentaréis multiplicar y expandir vuestros orgasmos dentro de vosotros. En el ejercicio de la Unión de Almas descrito más adelante en este mismo capítulo, aprenderás a intercambiar energía sexual con tu pareja, pero de momento simplemente aprende a hacer circular la energía sexual dentro de tu cuerpo.

Hemos dividido esta práctica en sus etapas consecutivas para que puedas aprenderla más fácilmente, pero cuando la utilices con tu pareja, las etapas deben mezclarse, produciendo una experiencia fluida y airosa.

Al principio te puede resultar difícil evitar la eyaculación teniendo en cuenta todas las sensaciones placenteras y el intenso deseo que te provoca tu compañera. Debes tener en cuenta que estás practicando y entrenando a tu cuerpo y que, cada vez que logras el éxito, haces que resulte más sencillo la próxima vez.

Debes aspirar la energía durante el tiempo comprendido entre el momento en que comienzas a excitarte y el momento en el que el orgasmo es inminente. Si esperas demasiado, no podrás evitar la salida del semen. Cuando puedas distinguir entre orgasmo y eyaculación, serás capaz de aspirar la energía al tiempo que sientes las contracciones genitales de la fase contráctil, expandiendo el orgasmo a todo el cuerpo.

Si tienes problemas para elevar la energía hasta la cabeza, aspírala en primer lugar hasta el coxis y siente cómo entra en el sacro y en el punto de tu columna situado justo a la altura del ombligo; desde ese punto puedes verterla en este. Una vez almacenada allí, intenta elevarla hasta la cabeza.

HABLAR CON TU PAREJA

Al principio, las prácticas del kung fu sexual pueden parecer un poco extrañas, una interrupción de la relación amorosa, pero pronto se harán más naturales y serán parte de un estilo de hacer el amor mucho menos frenético, mucho más placentero y significativo. Pero, entretanto, tendrás que contar con el apoyo y la paciencia de tu pareja, por lo que es importante explicarle lo que estás haciendo. Un hombre multiorgásmico recuerda: «Mi novia respondió de forma muy abierta y positiva. Evidentemente su reacción estuvo influenciada por el hecho de que rápidamente nuestra práctica sexual se fue haciendo más hermosa. También fue muy importante el hecho de que yo practicara en soledad, por lo que raras veces tuve que interrumpir el coito para controlar la eyaculación. Obviamente, tuve que explicarle lo que estaba haciendo para que pudiera entender el proceso».

Puedes animar a tu pareja a leer el capítulo 6, pero si el tiempo y la pasión te niegan esa oportunidad, querrás al menos explicarle en unas pocas palabras jadeantes lo que estás haciendo. Un hombre multiorgásmico describió así su forma de explicar la práctica: «Digo a la mujer con la que estoy que mi filosofía sexual actual es la filosofía taoísta. Y le pido ayuda. Habitualmente espero a estar un rato en la cama con ella y después le digo: "Va a llegar un momento en el que necesitaré tu ayuda para detenerme. Quizá tenga que retirarme, ¿sabes?, quizá necesite ir un poco más despacio". Les informo de por qué quiero hacerlo así y de cuál es mi forma de pensar. Descubro que las mujeres lo respetan realmente, les encanta escucharlo y las resulta excitante».

EJERCICIO 12

LA GRAN ASPIRACIÓN DURANTE EL COITO

ABRAZA Cuando ambos estéis muy excitados, haced un alto y abrazaos. Miraos mutua y profundamente a los ojos. Contempla realmente la bondad interna de tu pareja y expresa la profundidad de tu amor por ella con los ojos. Mantener los ojos abiertos también ayuda a elevar al energía. Enviaos mutuamente energía a través de los ojos, los labios, las palmas de las manos y la superficie de la piel.

PENETRA/GIRA Cuando tu pareja esté muy excitada, utiliza el glande para frotarle los labios vaginales internos y, sobre todo, el clítoris. Podrás distinguir que está preparada porque los labios y el clítoris estarán hinchados y por la abundancia de jugos vaginales. Penétrala lentamente. Tal vez desees empezar con el ritmo de nueve movimientos superficiales y uno profundo. (Recuerda que esto sólo son guías orientativas, no reglas fijas.)

CONTRAE Estando todavía dentro de tu pareja, contrae ligeramente el glande, la base del pene y el músculo PC. Usa la mente y los músculos pélvicos para apretar estos músculos «redondos». Si es necesario, utiliza los dedos para apretar la base del pene.

DETENTE Cuando sientas que te acercas al orgasmo, retírate de manera que tan sólo unos centímetros del pene (el glande) queden dentro de la vagina de tu pareja. Asegúrate de que le dices que estás al borde del precipicio y debe evitar empujarte. (Sólo debes retirarte totalmente en caso de que sea absolutamente necesario.)

ASPIRA Aprieta el ano y utiliza la mente para aspirar energía desde la punta del pene, a través del perineo y el coxis, elevándola por la columna hasta cabeza (ver la Aspiración en Frío y la Gran Aspiración en el capítulo 3). Esto ayudará a que tu energía sexual se extienda a partir de los genitales, reduciendo el impulso de eyacular al tiempo que expandes el orgasmo genital a todo el cuerpo.

RELÁJATE La relajación permite que se dilaten los vasos sanguíneos del pene y te permite intercambiar más energía sexual con tu pareja. Tu erección puede disminuir ligeramente, lo que hará que la sangre llena de hormonas retorne al resto del cuerpo y lo fortalezca, permitiendo que afluya sangre nueva al pene cuando recuperes la erección. Continuad abrazados, besaos y haced circular la energía. Cuando estéis preparados, podéis continuar con la penetración/giro y repetir la Gran Aspiración hasta que ambos estéis completamente satisfechos.

Es esencial que tu pareja esté lo suficientemente informada como para poder apoyarte en la realización de la práctica. Como explicó un hombre multiorgásmico: «Cuando empiezo a sentir que mis dispositivos de bombeo quieren empezar a trabajar, tengo que bajar el ritmo más a menudo, respirar y hacer las prácticas. Entonces es cuando empiezo a decirles qué es lo que estoy haciendo y por qué lo hago, por qué es importante para mí y por qué creo que puede serlo para ambos. Antes de explicarles lo que estoy haciendo, cuando les digo que estoy a punto de irme, muchas mujeres me dicen: "Adelante, adelante. Me gusta que lo hagas". Entonces les digo: "Valoro mucho que desees hacer eso por mí, pero no quiero irme porque me quedaría dormido enseguida. Quiero divertirme, quiero mantener mi energía activa". Entonces entienden que de vez en cuando tenga que retirarme y tomar algunas respiraciones profundas».

Posiciones Placenteras y Saludables

Los taoístas fueron muy creativos a la hora de inventar posiciones sexuales nuevas e interesantes. Sin embargo, no practicaban estas posiciones únicamente por variar; cada una de ellas tenían una función energética y curativa diferente. Los taoístas creían que el amor expresado por medio de la sexualidad era la medicina más potente, de tal manera que un médico taoísta podía prescribir a un paciente hacer el amor intensivamente durante varias semanas en una postura determinada para sanar una dolencia concreta. Si quieres explorar las distintas

---

ENCONTRAR EL CAMINO

Instrucciones Básicas

Antes de comentar las posiciones específicas, hay dos instrucciones que nos ayudarán a seleccionar la posición adecuada para nuestro estado de ánimo y momento.

1. Para relajarte y armonizarte con tu pareja, junta las partes del cuerpo que son correspondientes: los labios con los labios, las manos con las manos, los genitales con los genitales. Para estimularos y excitaros mutuamente, juntad las partes del cuerpo que no son corres-

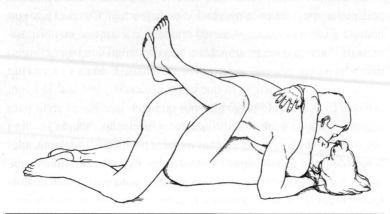

FIGURA 24. POSTURA DEL HOMBRE ENCIMA

pondientes: los labios con la oreja, la boca con los genitales, los genitales con el ano.

2. La persona que se mueve (generalmente la que está encima) es la que da energía a su pareja, si bien la que queda debajo también puede moverse para complementar el movimiento de la que está encima. Esto ayuda a expandir, activar e intercambiar el *chi* más rápidamente. En Occidente asumimos que la persona que está encima es la dominante. La comprensión taoísta es muy diferente: la persona que está encima es la que está al servicio de la que está debajo porque le envía energía sanadora. La pasión y la salud, y no el poder, son los elementos importantes para el taoísta experimentado.[1] Debes observar estas instrucciones generales cuando hagas el amor para que tú y tu pareja os armonicéis y excitéis, sanéis y seáis sanados.

posiciones con tu pareja y utilizarlas para la autosanación, están descritas en *Amor curativo a través del Tao: cultivando la energía sexual femenina* (ver apéndice), en el que mostramos las posturas básicas más importantes y damos algunos consejos generales para cualquier posición que elijas. Estas posiciones pueden ser una gran ayuda para acomodar distintos tamaños corporales y genitales, así como para estimular distintas sensibilidades sexuales. A medida que tu pareja y tú vayáis refinando vuestra comprensión de los placeres sexuales, podréis seleccionar las posiciones que mejor vayan con vuestras preferencias.

POSTURA DEL HOMBRE ENCIMA

Antes de que los misioneros llegaran a China, los taoístas ya estaban muy familiarizados con la postura en la que el hombre yace sobre la mujer, usando generalmente sus manos o codos como punto de apoyo. Una de las ventajas fundamentales de esta posición es que os podéis mirar a los ojos y besaros apasionadamente. Esta posición cara-a-cara es muy satisfactoria para las emociones y los órganos de los sentidos porque los cinco (ojos, lengua, oído, nariz y piel) pueden estar en contacto directo. Estos órganos, y en especial la boca y ojos, son los principales vehículos de la fuerza de vida (ver «Sexualizar el espíritu» más adelante en este mismo capítulo).

En esta posición tu pareja puede deslizar la mano a lo largo de tu columna para ayudarte a aspirar la energía hacia la cabeza. Además, en esta posición muchas partes de tu cuerpo (piernas, vientre, pecho, etc.) están en contacto con el suyo, y el peso de tu cuerpo sobre su hueso púbico y pechos puede ayudarla a excitarse rápidamente. Esta posición también te permite utilizar las técnicas de penetración y penetración con giro, con las que podrás satisfacer a tu pareja y controlar tu propia excitación.

Los principales inconvenientes de esta posición son que normalmente se utilizan las manos para mantenerla y que el punto G de tu pareja queda descartado, a menos que inclines el sacro y sitúes el pene en ángulo. Puedes solucionar este problema haciendo que tu pareja se ponga una almohada debajo del trasero para que la pelvis quede ligeramente inclinada hacia atrás. También puede situar las piernas sobre tus brazos u hombros, lo que tiene el mismo efecto que la almohada y al mismo tiempo te permite penetrarla más profundamente. Cuanto más elevadas tenga las piernas, tanto más profunda será la penetración. Esta posición está especialmente indicada si tu pareja tiene la vagina relativamente grande y tú tienes el pene relativamente pequeño.

Recuerda que, según el taoísmo, el hombre es como el fuego y la mujer es como el agua. Dado que a las mujeres les cuesta más tiempo llegar al punto de *ebullición*, suele ser bueno que el hombre empiece encima. Cuando el deseo de la mujer comience a hervir y exista el riesgo de que apague el fuego del hombre (haciéndole eyacular), podéis cambiar de posición, situándose ella encima, lo que permite que el hombre se concentre más fácilmente. Pero en esta posición la mujer debe estar dispuesta a detenerse cuando el hombre se acerque al punto de No Retorno.

POSTURA DE LA MUJER ENCIMA

En esta posición, el hombre descansa sobre la espalda y la mujer se sienta sobre él con las piernas a ambos lados. La mayoría de los hombres encuentran que esta es la postura más fácil para aprender a controlar la eyaculación y hacerse multiorgásmicos. Esto se debe a que en esta posición los hombres pueden relajar los músculos pélvicos y prestar atención al ritmo de su excitación. La atracción gravitacional también ayuda a controlar la eyaculación y el hombre puede centrarse en elevar su energía por la columna.

En esta posición, tu pareja puede dirigir el pene hacia los lugares más sensibles de la vagina, incluyendo el punto G, por lo que para muchas mujeres esta es la posición que más facilita el orgasmo o los orgasmos múltiples. Asimismo, en esta posición tu pareja puede mantener el pene en la parte más externa y sensible de la vagina. A los hombres les resulta difícil mantener la penetración superficial cuando están encima porque tienden a lanzarse hacia el fondo, donde la vagina está más cerrada, y esto, evidentemente, acaba antes con ellos. En esta posición tu pareja puede dibujar espirales con el sacro para que el pene roce con las paredes de la vagina a cualquier nivel de profundidad y en cualquier dirección.

En esta posición, puedes utilizar los dedos para estimularle el clítoris y ayudarla a alcanzar el clímax. Otras ventajas de esta postura es que puedes chupar o acariciar los pechos de tu pareja durante el coito. Según los antiguos taoístas, puedes beber la energía sexual de tu compañera de sus labios, de su vagina y de sus pechos.

Esta posición es particularmente recomendable cuando el hombre es mucho más grande que la mujer o tiende a eyacular rápidamente, o cuando la mujer está en los últimos meses del embarazo (el vientre

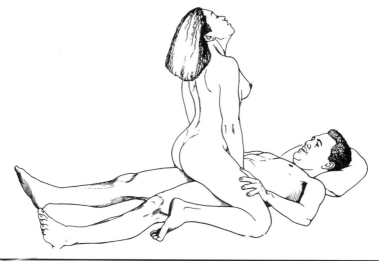

FIGURA 25. POSTURA DE LA MUJER ENCIMA

queda libre). Los hombres mayores y los que padecen del corazón también valoran mucho esta posición porque no exige grandes gastos energéticos.

POSTURA LATERAL

Esta posición requiere un esfuerzo relativamente pequeño por parte de ambos participantes y puede reservarse, por tanto, para las últimas etapas de la cópula. Situarse en esta postura requiere cierta habilidad y para mantenerla se necesita cierta coordinación, por lo que es más indicada para amantes que se conozcan bien. Quizá lo más sencillo es que empieces estando encima y posteriormente ruedes hacia uno de los lados para adoptar la postura lateral. Además de que no requiere esfuerzos agotadores, esta postura tiene las ventajas de que se está cara a cara y de que se hace contacto con todo el cuerpo; ambas cosas favorecen un mayor intercambio de energía. Pero puede resultar incómoda o extraña a menos que vuestros movimientos corporales estén bien sincronizados. En esta posición la penetración del pene también es muy superficial.

POSTURA DEL HOMBRE POR DETRÁS

Los animales, cuyo propósito principal es la fecundación, adoptan esta postura porque tienen buenas razones para ello. Como puedes

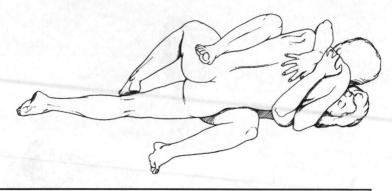

FIGURA 26. POSTURA LATERAL

haber notado, en esta posición la vagina de tu compañera está especialmente cerrada y eso dificulta el control eyaculatorio. Por tanto es mejor practicarla cuando estás poco excitado o una vez que hayas adquirido un buen control sobre la eyaculación. Tu pareja está más cerrada en esta posición porque la penetras más profundamente, por lo que las mujeres que gustan de la penetración profunda tienden a preferirla. La profundidad puede ser controlada variando el ángulo de tu pareja: cuanto más inclinada esté hacia adelante, más profunda será la penetración. Esta posición está especialmente indicada para los hombres con penes pequeños o las mujeres con vaginas grandes. Esta posición también permite la estimulación directa del punto G de tu pareja pero el clítoris recibe una estimulación relativamente indirecta, situación que puedes remediar con los dedos.

Sexualizar el Espíritu

No es ningún secreto que la mayoría de la gente experimenta la trascendencia más intensamente en su dormitorio que en la iglesia, sinagoga, templo o mezquita. La cópula nos permite transcender los límites de nuestro cuerpo físico, fundirnos con otro ser humano y, en ocasiones, incluso sentirnos unidos al universo.

Según el Tao, el cielo y la tierra están en unión sexual constante, equilibrándose y armonizándose mutuamente. Cuando hacemos el amor podemos conectar con esta energía universal. El instructor del Tao Sanador, Stefan Siegrist, explicó: «Gracias a la sexualidad taoísta, uno puede volver a experimentar la armonía perdida (o unidad espiritual) con la naturaleza y el universo de la que suelen hablar la

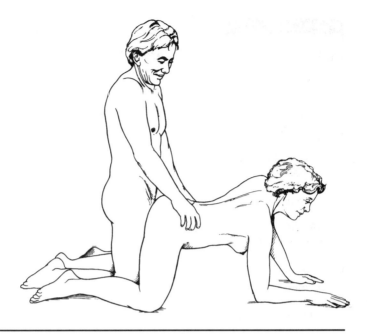

FIGURA 27. POSTURA DEL HOMBRE POR DETRÁS

filosofía y la religión». Pero, a diferencia de algunas religiones, el taoísmo considera que la sexualidad y la espiritualidad son inseparables. La espiritualidad está «encarnada» y el espíritu impregna el mundo físico, incluyendo nuestros cuerpos.

Según el Tao, cada uno de nosotros tiene tres tipos de energías superpuestas. En este libro hemos estado trabajando fundamentalmente con la más física de las tres, el *ching-chi* o energía sexual. Pero a medida que cultivamos la energía sexual, esta se refina convirtiéndose en *chi* o energía bioeléctrica (descrita en el capítulo 2), que posteriormente se extiende por todo el cuerpo. Y esta, a su vez, se refina produciendo el *shen* o energía espiritual. Las tres están interrelacionadas y conectadas con el cuerpo. En esta sección aprenderás a hacer circular y a refinar la energía sexual en compañía de tu pareja. Esta técnica te ayudará a expandir el orgasmo, transformándolo de una experiencia puramente física en una experiencia espiritual: esta es la verdadera naturaleza de la unión de almas.

LA UNIÓN DE ALMAS (Intercambio de Energía Sexual)

EXPANDIR   Las técnicas antes descritas en este mismo capítulo harán que tu energía sexual y la de tu compañera se expandan hasta el punto en el que estarán preparadas para circular por el cuerpo. Cuanto más lubricada está una mujer, más energía yin tiene. Como señalamos anteriormente, puedes beber su yin directamente durante el sexo oral y también puedes beberlo de los pezones. La expansión será más fácil si tú (y, en el caso ideal, también tu compañera) habéis aspirado la energía hacia arriba y estáis haciendo que circule por vuestro cuerpo (es decir, por vuestra órbita microcósmica).

ABRAZAR   Abraza a tu pareja en una posición en la que estéis cara a cara, manteniendo la mayor parte de vuestros cuerpos en contacto. Si la mujer es notablemente más liviana o más débil, debe permanecer encima. En los demás casos, no importa quién esté encima. Recordad que os debéis mirar profundamente a los ojos: el contacto ocular, como mencionamos antes, es fundamental. Enviaos mutuamente amor y energía a través de la mirada.

RESPIRAR   La coordinación de la respiración es esencial para intercambiar *chi*. Ahora que has dejado de hacer movimientos de penetración o de giro y tienes abrazada a tu pareja, sitúa la nariz cerca de la oreja de tu amante y tu oreja cerca de su nariz. Esto hará que cada uno de vosotros pueda oír la respiración del otro. Entonces, sincronizad ambas respiraciones: podéis inspirar y espirar simultáneamente, o uno puede inspirar mientras el otro espira. Mantened vuestros pensamientos centrados cada uno en el otro y sed conscientes del movimiento rítmico de vuestros pechos.

CIRCULAR   Para armonizaros, tanto tú como tu pareja debéis ser capaces de activar vuestra propia órbita microcósmica como primer paso para equilibrar el canal posterior, que asciende a lo largo de la columna y es más yang, con el canal anterior que baja por la línea media del cuerpo y es más yin. Recuerda que debes aspirar la energía hacia arriba contrayendo los músculos del ano y/o utilizando la mente, y después debes guiarla hacia la parte delantera del cuerpo a través de la lengua.

INTERCAMBIAR

1. Después de dedicar un rato a la respiración armonizada, ambos debéis aspirar la energía desde los genitales hasta la coronilla.
2. Entonces, durante la inspiración compartida, debes visualizar que aspiras su fresca energía yin desde su vagina hasta tu pene. (Ella debe visualizar que aspira tu cálida energía yang desde tu pene hasta su vagina.)

3. Ambos debéis continuar aspirando esta energía hasta el perineo, después hasta el coxis y por último elevarla por la columna hasta la cabeza.

4. Después espira y permite que la energía descienda desde la coronilla y baje por la línea media del entrecejo hasta la cara y la lengua que, si está en contacto con la de tu pareja, te permitirá intercambiar energía a través de la boca. Desde la lengua, la energía debe seguir descendiendo por el canal frontal hasta el ombligo. (También puedes intercambiar la energía procedente del corazón transmitiéndola a través de tu pecho hasta el suyo, desde donde descenderá por su canal frontal. Ella puede hacer lo mismo contigo.)

5. Continuad respirando e intercambiando energía de nueve a dieciocho veces, o todo el tiempo que deseéis.

YIN Y YANG

La mayoría de la gente que sabe algo de taoísmo ha oído hablar del yin y el yang y de sus posiciones cíclicas y complementarias dentro del símbolo del Tao. Casi todo el mundo sabe que el yin es la energía *femenina* del universo y que el yang es su contraparte *masculina*. Estas dos energías primordiales son el protón y el electrón que permiten manifestarse a la creación y permiten también que tú y tu pareja podáis armonizar y refinar vuestra energía sexual. En palabras del *I Ching*: «La interacción de un yin y un yang se llama Tao, y el constante proceso generativo que se produce se llama "cambio"».[2]

Según Su Nü, «yang sólo puede funcionar con la cooperación de yin, yin sólo puede crecer con la ayuda de yang». Cada uno de nosotros tenemos dentro energías masculinas y femeninas; el yin y el yang son fuerzas dinámicas que pueden convertirse una en la otra. Actualmente mucha gente opina que masculino y femenino sólo son términos culturales utilizados para denotar el género. Pero según el Tao, aunque la cosa varía mucho de un individuo a otro, los hombres generalmente tienen más energía yang (masculina) y las mujeres más energía yin (femenina). El Tao siempre ha reconocido que los hombres son parcialmente femeninos y que las mujeres también son parcialmente masculinas y que cualquier posi-

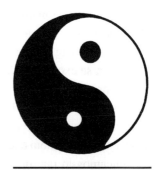

FIGURA 28. SÍMBOLO DEL TAO

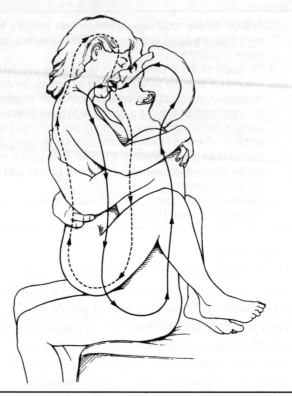

FIGURA 29. INTERCAMBIO DE ENERGÍA

ción binaria es fundamentalmente falsa. Esta idea está representada dentro del símbolo del Tao por el pequeño círculo que representan lo masculino dentro del símbolo femenino y lo femenino dentro del símbolo masculino. Cada parte contiene un poco de la otra.

Aunque debemos evitar las oposiciones binarias, también debemos ser conscientes de nuestras necesidades individuales, especialmente en el dormitorio, porque de otra forma sufriremos las consecuencias. Por ejemplo, yang se excita más rápido pero también se extingue más rápido; yin se excita más despacio y se extingue más despacio. Como los hombres tienden a ser más yang y las mujeres más yin, pueden ayudarse mutuamente a alcanzar un mejor equilibrio intercambiando sus energías cuando hacen el amor. Lo ideal es que ambos tengan conciencia del intercambio que está teniendo lugar; en el capítulo siguiente explicamos lo que tu pareja debe saber para canalizar su propia energía. Se puede sentir el intercambio de energía con una compañera amorosa aunque ella no sepa nada de sexualidad taoísta, pero será difícil hacer el ejercicio 13 sin contar con su participación activa e informada. Cuanto más puedas compartir con ella, más fácil e intenso será el intercambio.

Si tienes dificultades para aspirar la energía de tu compañera, debes contraer el pene, el perineo y el ano. Bombear ligeramente estos músculos varias veces te ayudará a aspirar la energía. (También puedes absorber su energía rítmicamente, con respiraciones breves, como en el ejercicio de la Aspiración en Frío; ver capítulo 3.) Cuando hayas adquirido un gran control sobre tu energía sexual y no te preocupe eyacular, puedes enviar tu cálida energía yang directamente a través del pene hasta tu pareja. Ella, a su vez, debe imaginarse que envía su fresca energía yin desde la vagina hasta el pene.

No puedes recibir su energía yin sin darle tu energía yang. Si permites que absorba tu exceso de energía yang podrás evitar que la energía se concentre demasiado en los genitales, lo que te llevaría a eyacular. Una vez que eyacules, será difícil intercambiar energía porque habrás perdido casi toda la tuya. Recuerda que lo importante es el intercambio.

Es probable que no seáis capaces de abrir todos los puntos a lo largo de la columna la primera vez que intentéis hacer este intercambio. Tal vez os cueste mucho tiempo, meses incluso, pero finalmente acabaréis sintiendo una cálida corriente entre vuestras bocas y entre vuestros genitales. Como describe un hombre multiorgásmico: «Algunas veces, cuando ambos estamos teniendo un orgasmo y besándonos apasionadamente, siento que la energía nos atraviesa a los dos. Pasa por nuestras lenguas, baja por mi cuerpo hasta el pene, entra en su vagina y vuelve a subir por su espalda hasta nuestras lenguas. Es increíble».

Al principio la energía puede parecer tan explosiva que te cueste distinguir entre la tuya y la de tu compañera, pero, finalmente, acabarás distinguiendo entre su fresca energía yin y tu cálida energía yang. Si tu pareja no sabe hacer circular su energía, puedes ayudarla guiando la energía desde tu pene hasta su vagina, después subes por su columna hasta la cabeza, bajas hasta su lengua (que estará en contacto con la tuya) y por último sigues bajando por delante hasta su vagina.

Movimientos de Energía Espontáneos

No te sorprendas si al principio la energía se mueve espontánea e impredeciblemente. Por ejemplo, podéis experimentar que la energía asciende en ambos por la línea media delantera del cuerpo. Algunas parejas experimentan que la energía se dispara hasta lo alto de la cabeza descendiendo posteriormente como una ducha, mientras que otras se sienten rodeadas por un capullo de energía. Si experimentáis cualquiera de estas cosas no debéis preocuparos. Relajaos y disfrutad el movimiento de estas energías sutiles a través y alrededor de vuestros cuerpos.

CULTIVAD VUESTRA ENERGÍA

Cuando tengáis una práctica considerable, podréis abrir centros de energía cada vez más altos, llamados *tan-tien* (depósitos o reservas) por los chinos. Según el taoísmo, el primero de estos depósitos se encuentra al nivel del ombligo, el segundo en el corazón y el tercero en la cabeza (ver figura 3). Michael Winn explica: «Aunque en realidad todo el cuerpo es un gran *tan-tien* o campo de energía interconectado, lo más fácil es intentar abrir cada centro ordenadamente. Debes abrir primero los centros inferiores para proporcionar una plataforma sólida a los superiores».

Algunos occidentales que han estudiado yoga confunden estos depósitos con los chakras hindúes, que se han convertido en sinónimos populares de los centros de energía del cuerpo. Los siete o doce chakras generalmente están más localizados y separados que los *tan-tien*, que son parte de un circuito mayor —la órbita microcósmica— que rodea todo el cuerpo. Aunque la filosofía tántrica hindú es similar en muchos aspectos al taoísmo, especialmente en cuanto al énfasis en la conservación y transformación del poder del esperma, los métodos específicos usados por el tantra son diferentes.

UNIRSE

La verdadera fusión de la energía sexual y espiritual de dos amantes se produce cuando ambos se abren mutuamente a la órbita microcósmica. Una vez purificada la energía sexual gracias a una práctica sexual refinada y a la meditación, esta apertura puede dar como resultado un prolongado orgasmo e incluso un estado alterado de conciencia. Según el taoísmo, esta fusión orgásmica de los amantes tiene lugar cuando el yin y el yang están en completa armonía. Cuanto más aprendas a relajarte y a rendirte totalmente a tu pareja, más probable será que experimentes esta extraordinaria conexión. Según un hombre multiorgásmico: «El sexo con mi novia ya no es una batalla mecánica en la que dos cuerpos buscan a tientas un momento de placer, sino un intercambio real y una verdadera unión corporal, es casi como si ambos se fundieran en uno».

Esta forma de armonización es muy poderosa. Cuando puedas abrirte para recibir la energía amorosa de tu pareja y, a su vez, tu pareja se abra para recibir la tuya, experimentarás un intercambio y una intimidad que no se parecen a nada que hayas conocido. Ambas energías, el yin y el yang, son parte de la misma energía universal; simplemente están cargadas de manera diferente. Así es como tú y tu pareja podéis llegar a ser una sola carne. Cuando este flujo de energía sexual entre vosotros alcance la intensidad y el equilibrio justos, vuestros cuerpos individuales parecerán disolverse en la vibración extática de vuestras energías circulantes y pulsantes. Este es el verdadero orgasmo del cuerpo y del alma. Asumiendo que los demás canales de comunicarse y compartir estén abiertos en vuestra relación, este intercambio de energía os ayudará a crecer en el amor, y vuestro amor mutuo enriquecerá a los que os rodean.

A la unión sexual saludable solemos llamarle *hacer el amor* y eso es exactamente lo que estás haciendo. La energía sexual expande e intensifica nuestras emociones y actitudes, por eso suele ser considerada popularmente como la dicha más elevada y por eso también el sentimiento de estar enamorado es tan intenso y abarcante. En el aspecto negativo, las peleas entre amantes también son las más intensas. Por tanto, es muy importante que resolváis vuestros conflictos *antes* de intentar hacer circular la energía sexual. Digámoslo de otra forma: la energía sexual es como el fuego, puede servir para cocinar los alimentos pero también puede quemar la casa. Depende de cómo se use. Si surgen emociones negativas cuando estáis haciendo el amor, deteneos e intentar transformarlas en emociones positivas sonriendo o pensando en las cualidades positivas de vuestra pareja.

La sonrisa auténtica transmite una energía amorosa que tiene el poder de comunicar calidez y de sanar las heridas. Si piensas en alguna ocasión en que te hayas sentido molesto o enfermo y alguien te dedicó una gran sonrisa, recordarás que, de repente, te sentiste mejor. Norman Cousins, antiguo editor de *Saturday Review*, describe en *Anatomy of illness* cómo se curó a sí mismo de una extraña enfermedad del tejido conectivo viendo viejas películas de los hermanos Marx. La sonrisa y la risa son capaces de transformar nuestra energía negativa en positiva y de sanar nuestros cuerpos y mentes. En general, si tienes mucha negatividad, debes practicar la «Sonrisa Interna» y los «Seis Sonidos Sanadores», descritos en el libro de Mantak Chia *Sistemas taoístas para transformar el estrés en vitalidad* (ver apéndice).

Cuándo Detenerse

Como mencionamos en el capítulo 3, la mayoría de las parejas dejan de hacer el amor cuando el hombre eyacula. Después del periodo refractario (el tiempo que se tarda en tener una nueva erección después de eyacular) puede haber más abrazos y caricias o, si es una relación reciente y fogosa, puede haber toda una nueva ronda de contacto sexual. Pero la mayoría de la gente, una vez que el hombre eyacula, da la noche (o la mañana o la tarde) por acabada. Como os podéis imaginar, en el sexo no eyaculatorio y multiorgásmico no existe una señal que marque claramente el final. Podéis seguir haciendo el amor todo el tiempo que deseéis.

Pero, como ya hemos mencionado, la sexualidad taoísta no debería ser una prueba de resistencia. Cuando el tiempo lo permita desearás pasar una hora o dos, o incluso más, en un abrazo apasionado y armonizador. *(No te olvides de perder la erección cada veinte minutos para que la sangre pueda volver a circular.)* Los textos clásicos taoístas sugieren que hacen falta mil movimientos de penetración para satisfacer plenamente a una mujer. Puede parecer que esto requiere un enorme esfuerzo y una gran fuerza física, pero como

señala Jolan Chang en su *Tao of love and sex*: «Si correr durante
media hora supone dar al menos dos mil pasos, ¿por qué el coito prolongado no incluiría mil o más penetraciones?». Es evidente que, en
la mayoría de los casos, nuestro estilo de vida no nos permite dedicar
el tiempo necesario a tener una sesión tan intensa cada noche y,
además, ninguna pareja querrá tanta intensidad de continuo. Pero
para alcanzar los niveles orgásmicos y energéticos más altos, es
importante planear ocasiones en las que desconectaréis el teléfono y
podréis explorar vuestro verdadero potencial para sentir placer. ¡Es
mucho mejor que ir al cine!

Si habitualmente tu pareja tiene más deseo sexual que tú, el kung
fu sexual puede ayudarte a salvar tu vida amorosa: aumentará significativamente tu energía y te permitirá satisfacer sus deseos fácilmente. Y, aunque para la mayoría de las mujeres mil penetraciones
amorosas serán el paraíso, para otras que tengan menos deseo sexual
serán el purgatorio. Si normalmente tu pareja tiene menos deseo que
tú, debería leer el próximo capítulo para intentar ampliar su pasión y
su placer. Por supuesto, si existen otras razones psicológicas más profundas que os impiden expresar plenamente vuestra identidad sexual,
debéis buscar la ayuda de un terapeuta profesional. Cuando es compartida por ambos amantes, la capacidad multiorgásmica es un poderoso afrodisíaco, pero la satisfacción real y duradera proviene de una
relación basada en la armonía sexual y emocional.

La forma de acabar el coito es tan importante como su comienzo.
Como explicamos en el capítulo 1, la pérdida de energía que experimentan la mayoría de los hombres después de eyacular hace difícil
que sigan mostrándose amorosos y atentos con sus parejas. La sexualidad femenina es menos precipitada que la masculina, por lo que a la
mayoría de las mujeres les gusta separarse de una manera más gradual, con caricias y palabras tiernas. A medida que domines el kung
fu sexual, ya no caerás en el precipicio eyaculatorio y podrás acabar
el contacto más gradualmente.

Un hombre multiorgásmico nos explica su experiencia: «Antes no
comprendía ni deseaba las caricias y la charla amorosa posterior al
sexo que tanto gustaban a mi novia. Una vez que había eyaculado, ya
no deseaba acariciarla ni hablarla ni besarla. Pero ahora, mientras
hacemos el amor, y también después, siento un profundo deseo de

acariciar su cuerpo y de ser tierno con ella. Su piel suele estar bañada por un hormigueo eléctrico que la hace tan suave como la seda».

Si tu pareja es (o se hace) multiorgásmica, descubriréis que podéis cabalgar juntos las olas del orgasmo todo el tiempo que deseéis, armonizando la pasión y el placer. Si tu pareja no es multiorgásmica (o ni siquiera es orgásmica) mil penetraciones amorosas le ofrecerán la mejor oportunidad posible de llegar a serlo. Pero lo más importante es que la sexualidad taoísta te permite experimentar una intimidad muy profunda que es difícil de describir con palabras e imposible de contabilizar en orgasmos.

Cuándo Empezar: Algunas Palabras sobre la Práctica Sexual Segura

En sus habituales comentarios sobre las enfermedades de transmisión sexual, el cómico Eddie Murphy refleja la ansiedad colectiva que actualmente rodea al contacto sexual cuando dice: «El SIDA no tiene nada que ver con los viejos tiempos en los que la enfermedad venérea era algo simple. Antes podías pillar la gonorrea, entonces te dolía el pito, ibas a que te pincharan y se te pasaba. Después llegó el herpes; esa mierda dura toda la vida, la tienes que arrastrar contigo como si fuera tu equipaje. Ahora está el SIDA, que sencillamente mata a la basca. Y yo me pregunto, ¿qué vendrá después? Supongo que con sólo meterla, explotará».

Es difícil centrarse en ampliar el placer, la intimidad y el crecimiento espiritual que podemos alcanzar con la sexualidad cuando estamos preocupados por los problemas de salud de nuestro propio cuerpo o el de nuestra compañera. Por eso merece la pena comentar las realidades y la logística del sexo seguro. Tal vez te alivie saber que, según el Tao, cuando se practica el kung fu sexual sin eyacular, se produce un fortalecimiento significativo del sistema inmunológico. También se reduce enormemente el riesgo de intercambiar enfermedades de transmisión sexual a través de los fluidos corporales.

El SIDA (síndrome de inmunodeficiencia adquirida) es la enfermedad resultante de contraer el virus de inmunodeficiencia humana (VIH). El SIDA no es la única enfermedad de transmisión sexual que debe preocuparte, pero ciertamente es la más peligrosa. Actualmente se piensa que el SIDA causa la muerte sin remedio, pero no está del todo claro que todas las personas infectadas por el VIH acaben desarrollando el SIDA. La gente infectada suele morir porque su sistema inmunológico está tan débil que no puede luchar contra las infecciones oportunistas que suelen acompañar al SIDA.

El VIH se propaga a través de los fluidos corporales, en particular la sangre y el semen. No hay pruebas que sugieran que se transmita también a través de la saliva. Entre las prácticas sexuales seguras o de muy bajo riesgo se encuentran los abrazos, el masaje, los besos secos (sin intercambio de saliva) y la masturbación mutua. Otras prácticas sexuales probablemente seguras son los besos con intercambio de saliva, la *fellatio* (sin eyaculación), el *cunilingus*, y el coito vaginal o anal con preservativo.

Aunque los grupos de alto riesgo son los homosexuales, los hombres bisexuales y los drogadictos por vía intravenosa, los hombres y mujeres heterosexuales también corren riesgos serios.[3] Este hecho ha creado una atmósfera de pánico que, aunque favorece la movilización de la profesión médica y ayuda a tomar conciencia de la importancia de la educación sexual, hace que mucha gente se sienta nerviosa en lo que atañe a sus relaciones íntimas.

Actualmente, preguntar a una compañera potencial por su historial sexual o averiguar si se ha hecho la prueba del SIDA es tan común como preguntarle por su familia o su trabajo. Muchas parejas se hacen la prueba al mismo tiempo y, aunque todavía no se considera como un gesto romántico, hacerse la prueba es una forma de expresarse amor mutuo, de expresar preocupación por la salud y el bienestar del otro.

A cualquier pareja en la que uno de sus miembros pueda haber estado expuesto al VIH se le recomienda practicar el sexo seguro. Las parejas que deseen tener relaciones sexuales deberían hacerse la prueba del VIH y después utilizar las técnicas del sexo seguro durante seis meses, transcurridos los cuales deben volver a repetir la prueba para confirmar que están sanos (después de sufrir la infección, una persona puede tardar hasta seis meses en dar positivo). Si ambas pruebas dan negativo es muy poco probable que haya razones para preocuparse, siempre que ambos miembros de la pareja sean monógamos.

Durante los seis meses de espera antes de repetir la prueba, las parejas pueden dedicarse a practicar técnicas de sexo seguro, como el coito con preservativo y la masturbación mutua. Además, cada miembro de la pareja puede dedicarse a practicar las técnicas de cultivo en solitario para desarrollar su potencial sexual y espiritual. Con la técnica antes mencionada de darse mutuamente placer con las manos no sólo podréis tener un contacto sexual seguro durante los seis meses de espera, sino que también podréis aprender los matices sutiles de vuestra excitación y de vuestro placer individual, lo que os permitirá haceros multiorgásmicos. El hecho de interrumpir la rutina también puede serviros para explorar nuevos placeres sensuales y sexuales y evitar viejas costumbres. Y el punto más importante: Según el Tao, la armonización con la pareja ocurre a un nivel energético en el que el coito no es necesario. Acariciarse o meditar mirándose mutuamente a los ojos pueden ser experiencias profundamente íntimas y satisfactorias.

SEXO SUPERSEGURO

Al no eyacular, el hombre no transfiere tantos fluidos corporales a la mujer (y, potencialmente, tantas bacterias y virus). Al mismo tiempo, tampoco absorbe tanto fluido (y, potencialmente, tantas bacterias y virus) de la mujer. Cuando eyaculas, presionas para expulsar el semen, creando un vacío de baja presión que después absorbe líquido de tu compañera. Si no creas ese vacío tienes menos posibilidades de transferir bacterias o virus a tu pareja o de tomarlos de ella.

Durante el sexo sin eyaculación los fluidos pueden seguir siendo transferidos (por lo que el sexo sin eyaculación por sí sólo no es una técnica anticonceptiva fiable). Sin embargo, es más seguro que el sexo con eyaculación, especialmente en el caso de que el preservativo se rompa. (También ayuda a que cualquier método anticonceptivo que utilices sea más efectivo.)

ENCONTRAR EL CAMINO

El Arte y la Ciencia de Usar Preservativos

Lo bueno de usar preservativos es que la mayoría de los hombres experimentan menos sensibilidad, lo que les ayuda a controlar la eyaculación. Lo malo es que los preservativos, efectivamente, disminuyen la sensibilidad masculina.

Algunos hombres tienen dificultades para mantener la erección cuando los usan. Si te encuentras en esta situación, debes seguir acariciándote los genitales mientras te pones el preservativo o pedir a tu pareja que lo haga. Si te extiendes una pequeña cantidad de lubricante por el pene antes de ponértelo, aumentará tu sensibilidad sin hacer que el preservativo se salga. Estos son algunas detalles que debes recordar cuando utilices preservativos.

1. Usa siempre un preservativo antes del coito anal o vaginal. Intenta usar un preservativo con espermicida que contenga nonoxinol-9, que es muy efectivo para matar una gran variedad de bacterias transmisoras de enfermedades venéreas, entre las que se encuentra el VIH. (Si como reacción a este producto la vulva o el pene se inflaman, cambia a otra marca que no tenga este espermicida, pero sé muy cuidadoso.)

2. Usa siempre un preservativo antes de que tu pareja te practique el sexo oral. En este caso, tu pareja querrá que utilices un preservativo «seco», que no esté lubricado y que no tenga nonoxinol-9, que tiene sabor a medicina.

3. Deja un centímetro de espacio en el extremo del preservativo si este no tiene depósito. Los preservativos con depósito están diseñados para crear este espacio. Asegúrate de que te cubre todo el pene y alísalo para extraer cualquier burbuja de aire. Si no estás circuncidado, estira el prepucio hacia atrás antes de ponerte el preservativo. Si comienza a deslizarse y tiende a salirse, puedes sostenerlo con los dedos.

4. Aplica abundante lubricante en la parte externa del preservativo. (No poner suficiente lubricante es una de las principales razones de que los condones se rompan.) Utiliza únicamente lubricantes *derivados del agua*. Los derivados del petróleo, como la vaselina, pueden hacer que los preservativos, diafragmas y los guantes de látex vayan desintegrándose.

5. Después del coito, retírate cuando todavía mantienes la erección y sostén la base del preservativo para asegurarte de que no se deslice. Deshazte de él y, especialmente si has eyaculado, lávate el pene o ponte otro preservativo antes de seguir con las caricias.

6. Los preservativos suelen salirse o romperse porque no están bien puestos, porque el sexo es «demasiado» vigoroso o porque no se sujetan durante la retirada. Si se rompe o se sale y no has eyaculado, o si la rotura está cerca de la base del preservativo, probablemente no hay motivos de qué preocuparse. Simplemente quítatelo y ponte otro nuevo. Si se rompe después de haber eyaculado, los expertos recomiendan que tu pareja orine y que se aplique espuma o crema espermicida en la vagina para destruir el esperma, las bacterias y los virus. Debe mantener el espermicida dentro de sí al menos una hora. Si os preocupa que se quede embarazada, tu pareja tal vez desee tomar la píldora anticonceptiva de «el día después», que puede obtener de su médico.

EL PODER DE CREAR Y DESTRUIR

La facilidad con que el SIDA y otras enfermedades de transmisión sexual se propagan es un recordatorio patológico de la comprensión esencial del taoísmo respecto a la naturaleza de la intimidad sexual: el coito es un intercambio físico y energético que puede influenciar profundamente la salud y el bienestar de ambas personas. Debido a nuestro énfasis occidental en la individualidad y la independencia nos hemos olvidado de la interdependencia e interpenetración que se producen. La revolución sexual no tuvo plenamente en cuenta el significado de este intercambio. Nuestra historia sexual nos afecta profundamente y algunas enfermedades de transmisión sexual (como el herpes y el SIDA) no nos permiten olvidarlo.

La medicina occidental reconoce que las bacterias y virus pueden ser transmitidos durante el coito, pero todavía le queda por reconocer el resto del intercambio bioquímico y energético que se realiza.

Según los taoístas, cada vez que haces el amor con tu pareja, intercambiáis hormonas, enzimas, vitaminas, etc., junto con las secreciones sexuales. Esto parece estar suficientemente claro para todos. Pero los taoístas creen que a través de los cuerpos entrelazados y de los genitales excitados también se intercambian muchas más cosas a nivel físico, emocional y espiritual. Se tardará algún tiempo antes de que la ciencia occidental pueda destilar y cuantificar los distintos componentes de este intercambio, pero si practicas el kung fu sexual, tendrás la prueba de ese intercambio en tu propio cuerpo.

Frente a la extensión epidémica del SIDA es importante tener cuidado, pero el miedo que acecha en los dormitorios está fuera de lugar. La sexualidad siempre es muy poderosa; el coito siempre tiene el potencial de crear milagrosamente o de destruir trágicamente. El sexo puede sanarnos o dañarnos. El respeto y la admiración, más que el miedo, son los componentes de una actitud saludable hacia la sexualidad, que para los taoístas siempre ha sido la verdadera alquimia, la fuente de vida y salud.

Satisfacción Garantizada

Para las Mujeres

Este capítulo está escrito para ti, que eres la compañera femenina de un practicante del kung fu sexual (kung fu literalmente significa «práctica», por lo que *kung fu sexual* simplemente significa «práctica sexual»). Este capítulo te proporciona una breve explicación de qué es la sexualidad taoísta y cómo os puede ayudar, a ti y a tu pareja, a tener una vida amorosa más íntima, placentera y saludable. Se trata de un capítulo independiente que puedes leer sin consultar el resto del libro, pero si lees los demás capítulos, especialmente el cuarto, quinto y noveno que están dedicados a las parejas, podrás comprender este mucho mejor. (Aunque haya algunas cosas repetidas de otros capítulos, a los hombres que estén leyendo el libro este capítulo les servirá para repasar lo aprendido y descubrir cuáles son los temas más importantes para sus parejas.)

¿Orgasmos Múltiples para los Hombres?

El hecho de que los hombres puedan tener múltiples orgasmos sigue siendo tan sorprendente para todos nosotros, hombres y mujeres, que quizá te cueste creerlo. Como dijimos en la introducción, merece la pena recordar que los orgasmos múltiples en las mujeres sólo han sido reconocidos y aceptados como algo normal en los últimos cuarenta años. Lo que es todavía más increíble es el número de mujeres que se han hecho multiorgásmicas desde que se descubrió que era posible serlo. Desde los años cincuenta, cuando Alfred Kinsey dirigió sus famosos estudios sobre sexualidad humana, el porcentaje de mujeres que experimentan orgasmos múltiples se ha triplicado, pasando del 14 al 50 por ciento.[1]

En la década de los ochenta, los sexólogos William Hartman y Marilyn Fithian descubrieron que aproximadamente el 12 por ciento de los hombres estudiados eran multiorgásmicos. Una vez que tu compañero reconozca este potencial en sí mismo y aprenda con tu ayuda algunas técnicas simples, también llegará a ser multiorgásmico. La compañera de un hombre multiorgásmico recordaba: «La primera vez que mi novio tuvo un orgasmo sin eyacular no podía creerlo. Evidentemente estaba experimentando tanto placer como siempre y yo podía sentir la pulsación de su pene, pero para mi sorpresa no había semen y algunos momentos después pudimos continuar haciendo el amor. Todavía me intriga que pueda tener un orgasmo tan intenso sin eyacular. Ahora lo que realmente me sorprende es que eyacule». Otra compañera de un hombre multiorgásmico describió lo que experimenta cuando su compañero tiene un orgasmo sin eyacular: «Mi pareja deja de moverse durante un rato, gime y tiembla. Puedo sentir su pene pulsando intensamente dentro de mí. Antes eso hubiera sido el final, pero ahora ya no es así».

Los orgasmos múltiples son sólo el principio. En Occidente, tendemos a ver el orgasmo como la totalidad y el fin último de la sexualidad, y muchas mujeres dedican mucho tiempo a preocuparse de si son orgásmicas, y de cuándo y cómo lo son. En la sexualidad taoísta, el orgasmo, se trate de uno o de muchos, no es el objetivo. Estas cumbres del placer sólo son una parte del proceso extático de hacer el amor. Una vez que tú y tu compañero hayáis aprendido a hacer circular vuestra energía sexual por vuestro cuerpo, podréis experimentar las olas de placer orgásmico con toda la frecuencia que deseéis. Cuando hagáis el amor, experimentaréis una profunda intimidad (un lazo físico, emocional e incluso espiritual) que muy pocas veces habréis sentido, si es que lo habéis sentido antes.

¿Por qué Yo? ¿Por qué Él? ¿Por qué Esto?

Cualquier clase de progreso personal, sea sexual o de cualquier otro tipo, requiere hacer esfuerzos. Este libro ha sido escrito para enseñaros, en términos simples y claros, a profundizar en vuestra vida sexual y vuestra relación mutua.

Si tu compañero te ha propuesto que leas este capítulo (o el libro completo), tal vez te sientas escéptica ante esta complicada y novedosa práctica sexual y te preguntes para qué la necesitáis. Debes saber que el Tao de la sexualidad puede ser cualquier otra cosa excepto algo novedoso. Es una tradición que durante más de tres mil años ha acumulado sabiduría y ha registrado las formas más placenteras y saludables de hacer el amor. Incluso los amantes más maduros pueden aprender algo de este tesoro de experiencias. Un hecho interesante es que, en la tradición taoísta, la mayoría de los consejeros sexuales (incluyendo los del emperador) eran mujeres. Esto es algo completamente distinto de lo que ocurre en Occidente, donde hasta hace poco todos los consejeros sexuales, si los había, eran hombres.

Quizá te preguntes, especialmente si tu relación sexual ya es rica y satisfactoria, para qué leer sobre cómo «hacer algo que ocurre de manera natural». Aunque todo el mundo tiene un deseo sexual instintivo, lo que hacemos con él y nuestra forma de cultivarlo a lo largo de la vida no es algo que venga dado. En Occidente, damos por hecho que las parejas pierden la pasión con los años pero, según el Tao, esto no obedece a una ley de la naturaleza y la atracción no tiene por qué agotarse. (Hablaremos más acerca de este tema en el capítulo final, «Hacer el amor durante toda una vida».)

Si has comprado este libro para tu compañero o para aprender más sobre sexualidad masculina, puede que estés deseosa de ayudarle a hacerse multiorgásmico. A pesar de ello, quizá sientas que dedicas demasiado tiempo a complacer a tu compañero y, evidentemente, hay muchas mujeres que lo hacen. Pero este libro no trata de cómo complacer a los hombres. Uno de las principales ventajas de la sexualidad taoísta es que enseña a tu compañero a cultivar sus habilidades sexuales para poder complacerte mejor a ti. El libro se titula *El hombre multiorgásmico*, pero también podría haberse titulado *La pareja multiorgásmica*. En palabras de la compañera de un hombre multiorgásmico: «Cuando mi marido empezó a practicar kung fu sexual, yo empecé a tener múltiples orgasmos con mucha más frecuencia. Fue un regalo *muy* especial».

EL PLACER DURADERO

En nuestra sociedad se dice a las mujeres que deben satisfacer sexualmente a los hombres, mientras que en la sexualidad taoísta muchas de las técnicas fueron desarrolladas para ayudar a los hombres a satisfacer a las mujeres. Pero, en definitiva, según el Tao, el placer de un miembro de la pareja es inseparable del placer del otro. En nuestra sociedad, el estereotipo de las relaciones sexuales es el de la esposa frígida y el esposo lujurioso, aunque en realidad hay muchas mujeres que están más interesadas que sus compañeros en hacer el amor, en especial si las prácticas sexuales orientadas a la eyaculación les dejan exhaustos.

Como comentamos en el capítulo 1, la imagen de la mujer insatisfecha cuyo amante eyacula, gruñe y después se derrumba encima de ella es tan común que se ha convertido en un chiste. No debe sorprendernos que tantas mujeres pierdan interés en ese tipo de sexo frenético que carece de conexiones físicas y emocionales reales. Pero esto también es un estereotipo ya que todas las encuestas muestran que en los últimos años los hombres se han esforzado por complacer más a sus compañeras y por durar más tiempo en la cama.[2]

Si tu amante está suficientemente interesado en la sexualidad como para comprar este libro, probablemente no será de esos que gruñen y se derrumban encima de su mujer, pero los maestros taoístas siempre han sabido que a los hombres les resulta difícil seguir interesados en satisfacer a sus compañeras o en mantener el contacto íntimo una vez que han eyaculado. Un hombre multiorgásmico explicó así su experiencia: «Después de eyacular no comprendía la necesidad de mi pareja de seguir con las caricias y de charlar, y tampoco lo deseaba. Ahora que ya no eyaculo me encanta que después de hacer el amor nos quedemos tumbados acariciándonos lentamente, es como si estuviéramos meditando».

Afortunadamente, los taoístas también descubrieron hace tres mil años que el orgasmo y la eyaculación no son lo mismo y que los hombres pueden tener orgasmos (de hecho, múltiples orgasmos) sin eyacular. Esto es posible porque el orgasmo y la eyaculación son dos procesos físicos diferentes, hecho que ha sido confirmado recientemente por la ciencia médica occidental (ver capítulos 1 y 2). La compañera de un hombre multiorgásmico explicó los cambios que vivió su marido cuando aprendió a tener orgasmos sin eyacular: «Mi marido solía cansarse poco después de eyacular. A veces quería beber alcohol y tendía a mostrarse impaciente e irritado. Ahora tiene mucha energía y es muy amoroso».

La sexualidad masculina en Occidente sigue estando erróneamente centrada en el objetivo, inevitablemente decepcionante, de eyacular («irse») en lugar de centrarse en el proceso extático de hacer el amor. *El hombre multiorgásmico* enseña a tu compañero a distinguir entre orgasmo y eyaculación en su propio cuerpo, permitiéndole ir más allá de la liberación momentánea de la eyaculación y cultivar niveles más profundos y duraderos de placer sexual contigo. La sexualidad taoísta le permitirá a tu compañero mostrarse más sensible con tu cuerpo a medida que se haga más sensible al suyo. Dejar atrás la teoría del Big Bang sexual, que a menudo deja insatisfechas a las mujeres, permite a hombres y mujeres armonizar su sexualidad para obtener niveles superiores de intimidad y éxtasis.

SANACIÓN SEXUAL

Pero el placer sexual sólo es una parte del sentirse bien. La sexualidad taoísta ayuda a conservar la salud y, aunque no lo creas, posiblemente también ayuda a vivir más tiempo. El kung fu sexual comenzó como una rama de la medicina china. Los antiguos taoístas eran médicos y, como tales, les preocupaba tanto el bienestar sexual como la salud corporal. La sexualidad era contemplada como la medicina más poderosa, tanto a nivel curativo como preventivo. Si estabas enfermo, un médico taoísta podía prescribirte (además de hierbas y acupuntura) un régimen de dos semanas de hacer el amor en un postura concreta. ¡Así resulta difícil no sentirse mejor a la mañana siguiente!

La sexualidad taoísta también tiene otros beneficios evidentes. Si haces el amor sin eyacular (el hombre tiene orgasmo pero no eyacula) el método anticonceptivo que utilices será más efectivo. En estos tiempos de enfermedades de transmisión sexual y de preocupación por los intercambios de fluidos, el sexo sin eyaculación es más seguro. Cualquier precaución que utilices (el preservativo, por ejemplo), será más segura si tu compañero no eyacula.

Un beneficio añadido del sexo sin eyacular es que es mucho más limpio: no más manchas húmedas ni discusiones sobre quién ha de dormir sobre ellas. Muchas mujeres también valoran el hecho de que el semen de sus compañeros no gotee de sus vaginas. Como dijo la compañera de un hombre multiorgásmico: «Tenía la sensación de que mi vagina rebosaba de mis propias secreciones. Me gustó no tener que sentir su esperma goteando durante toda la noche».

Este tipo de intimidad sexual profunda que permite el taoísmo no es una cura universal para todos los problemas de las relaciones, ni reemplaza otras formas de comunicación, pero puede hacer que vuestro amor sea más profundo. La comunicación abierta y honesta es una parte esencial de la práctica sexual, que no funcionará si simplemente sonríes y lo soportas todo. Mientras tu compañero esté aprendiendo a controlar la eyaculación, habrá momentos en los que te pedirá que dejes de moverte o que le ayudes de alguna forma, pero en general, este sacrificio momentáneo será premiado con muchos, muchos momentos, minutos, horas de placer. Sin embargo, el sexo nunca debe convertirse en un sacrificio que un miembro de la pareja hace por el otro y, si es necesario, él puede practicar las técnicas descritas en este libro en privado. El «cultivo solitario» es una parte importante de la práctica y no debe ser contemplado con el estigma que la masturbación lleva asociada en Occidente. El factor más importante para que tu compañero se haga multiorgásmico y para que ambos lleguéis a ser una pareja multiorgásmica es tu apoyo y tu deseo sincero.

Ayuda a Tu Compañero a Hacerse Multiorgásmico

Lo primero que tienes que hacer antes de poder ayudar a tu compañero es superar cualquier resistencia que puedas tener a que se haga multiorgásmico o a que practique el kung fu sexual.

¿SE HARÁ MECÁNICA NUESTRA SEXUALIDAD? Al principio, a muchas mujeres les preocupa que hacer el amor con su compañero se convierta en algo mecánico. Como señala la doctora Barbara Keesling en su último libro, *How to make love all night (and drive a woman wild)*, muchas mujeres temen que las técnicas que aprenden sus compañeros para hacerse multiorgásmicos «conviertan a su semental en un toro mecánico». Pero ella es testigo directo de que esta experiencia «pone al hombre en contacto con su cuerpo en lugar de sacarle de él». Como terapeuta y antigua consejera sexual que ha enseñado a más de cien hombres a hacerse multiorgásmicos, habla desde su experiencia personal y profesional.

Aprender kung fu sexual, de la misma forma que aprender a tocar un instrumento musical, requiere tiempo y esfuerzo y puede resultar un poco extraño al principio. La actitud más positiva es la de tomárselo relajadamente y divertirse. Un hombre multiorgásmico explicó cómo la sexualidad taoísta puede relajar la tensión que existe en torno a la sexualidad: «Es divertido hablar de ello y es divertido reírse de ello. Puede relajar toda la tensión existente en el dormitorio. Como hablo de mi cuerpo con mucha franqueza, las mujeres también pueden hablar del suyo. Estaba relatándole mis prácticas a una mujer cuando de repente sacó su vibrador y me dijo: "No se lo iba a enseñar a nadie porque siempre he sido muy discreta con mi sexualidad. Pero siento que puedo compartir cualquier cosa contigo porque tú has compartido tu experiencia conmigo". Aquello estuvo muy bien».

La mayoría de los hombres aprenden de sexualidad a través de la masturbación y la pornografía. Por la razón que sea (culpabilidad, inexperiencia, miedo a ser pillados) aprenden a masturbarse rápidamente y, además, la pornografía generalmente les aleja de sus cuerpos. Por tanto no debe sorprendernos que no estén muy conectados con su cuerpo ni sean conscientes de su ritmo de excitación. La sexualidad taoísta les enseña a desarrollar su verdadero potencial corporal para sentir placer así como para dárselo a sus compañeras. Al principio, tu compañero tendrá que aprender a controlar su ritmo de excitación y su impulso de eyacular, pero una vez adquirido ese control, podrá concentrarse mucho mejor en ti y en el profundo proceso en el que ambos estáis implicados.

¿NO NECESITA EL HOMBRE EYACULAR PARA SENTIRSE VERDADERAMENTE SATISFECHO? Algunas mujeres piensan que complacer a su hombre significa ayudarle a eyacular; algo que no debe sorprendernos, ya que la mayoría de los hombres eyaculan cuando acaban de hacer el amor y muchas mujeres aprendieron en la adolescencia que a sus compañeros les dolían los genitales si no eyaculaban. Esto puede ser verdad durante las fogosas relaciones adolescentes, pero si tu compañero practica el kung fu sexual ya no tendrá la misma necesidad de eyacular. Un hombre multiorgásmico explicó: «Algunas veces cuando hacíamos el amor, en especial si había sido una sesión larga y hermosa, mi novia quería que eyaculase. Pero como yo seguía sin eyacular, más tarde ella comprobó que no necesitaba hacerlo, que podía satisfacerla mucho mejor y que yo mismo me quedaba mucho más satisfecho cuando no lo hacía».

Sin embargo, después de años de haber hecho el amor finalizando con la eyaculación de tu compañero, quizá te preocupe que no eyacule todas las veces. Al principio algunas mujeres sienten que son menos sexys o que son peores amantes. Aunque es comprensible que se puedan sentir así, eso no es verdad en absoluto. No tardarás en comprender que tu verdadero éxito como amante no depende de la eyaculación de tu pareja, sino del placer compartido.

CALENTARLE

Antes de empezar con técnicas específicas para ayudar a tu compañero, hay algunas nociones básicas sobre sexualidad masculina que debes aprender si no las sabes todavía. Esta sección es un repaso breve. En el capítulo 2 hay una descripción más amplia (asimismo, la figura 2 de la página 35 te ayudará a visualizar dónde está cada cosa). Tendemos a centrar la sexualidad masculina en el pene, y ¿qué puede haber de oculto o de complejo en un órgano tan evidente? Pero el pene es sólo el principio.

La mayoría de los hombres pueden aprender a experimentar sensaciones en todo su organismo por medio de los orgasmos en todo el cuerpo descritos en este libro, pero gran parte de la sensibilidad masculina reside, al menos inicialmente, en sus genitales. El Dr. Alex Comfort escribe en su libro *The new joy of sex*: «El acercamiento genital es la forma de hacer entrar a los hombres en un estado de ánimo favorable». Puedes ridiculizarlo, quejarte de ello o admitirlo, pero lo cierto es que para la mayoría de los hombres es así. Los genitales son muy importantes en la sexualidad masculina, pero no se reducen al pene.

La parte más sensible de la mayoría de los hombres, además del pene mismo y en especial del glande, que es donde se concentran las terminaciones nerviosas, son los testículos (que deben ser tratados con más suavidad que el pene). Cuando le estimules los testículos es importante recordar que quizá tu compañero no obtenga una erección, e incluso puede perder la que tiene. Esto no significa que no experimente un placer intenso, pero la ausencia o la pérdida de la erección puede hacer que uno de vosotros se preocupe. Debes expresar que ya sabes que esto es normal y es parte de su excitación; eso le ayudará a no estar preocupado.

Merece la pena recordar que cuando un hombre está tumbado de espaldas, la fuerza de la gravedad hace que la sangre descienda, restando fuerza a su erección, por lo que si a tu compañero le cuesta conseguir o mantener la erección, es mejor que *no* esté en esa posición. Asimismo, puedes ayudarle a conseguir la erección rodeando la base del pene con el pulgar y el índice. Forma un anillo con ellos y apriétalos para evitar que la sangre baje y pierda la erección mientras le estimulas con la otra mano o con la boca.

El perineo, el área entre los testículos y el ano, también es muy sensible, así como el ano, pero para muchos hombres (y mujeres) este último es tabú, por lo tanto realiza una aproximación muy cuidadosa o pregunta primero. La parte interna de los muslos también tiene gran sensibilidad. A muchos hombres también les gusta que se les estimulen los pezones, en los cuales experimentan erecciones al igual que las mujeres. Algunos necesitan una estimulación persistente y regular para despertar esas terminaciones nerviosas mientras que otros nunca se excitan con este tipo de caricias por más que se intente.

Debemos recordar también que la erección del hombre está directamente conectada con su autoestima. La famosa fragilidad del ego masculino es todavía mayor en la cama. La mayoría de los hombres saben muy poco de las artes amatorias y no sólo se sienten preocupados por no saber sino que creen que deberían saberlo todo. Por tanto, es mejor no criticarles. Si tu compañero está haciendo algo que no te gusta, es preferible que le digas lo que quieres que haga en lugar de criticar lo que esté haciendo. (Más tarde, cuando la pasión haya pasado, puedes informarle de lo que no te gusta para que tenga referencias claras en el futuro. Para tener una vida sexual saludable es muy importante abrir un canal de comunicación acerca del sexo fuera del dormitorio.) Finalmente, recuerda que el afrodisíaco más potente es el sonido del placer femenino. Cuanto más puedas compartir tu placer con él, más distinguirá lo que te gusta y más se excitará. Tu placer sexual aumentará el suyo, de la misma forma que el suyo aumenta el tuyo.

ENFRIARLE

Ahora que ya hemos comentado cómo puedes calentar a tu compañero, es el momento de aprender a enfriarlo. Este es el verdadero desafío para la mayoría de los hombres y cualquier cosa que puedas hacer para ayudarle será muy valiosa. Puedes averiguar cuándo se acerca al punto de No Retorno («inevitabilidad eyaculatoria») leyendo sus señales corporales. Antes de que pueda eyacular, su escroto tendrá que acercarse al cuerpo (esto ocurre en menor medida cuando el hombre se hace mayor). Los músculos de sus muslos y estómago se tensarán y su cuerpo se pondrá rígido; su voz y su respiración también pueden cambiar.

DETENERSE La cosa más importante que puedes hacer para ayudarle a no traspasar el punto de No Retorno es dejar de moverte cuando haga señales con su voz o con su cuerpo de que está demasiado cerca. El orgasmo masculino tiene lugar inmediatamente antes de caer en el precipicio de la eyaculación. Para que tu compañero llegue a ser multiorgásmico debe aprender a experimentar el orgasmo sin traspasar el límite de la eyaculación.

Imagínate que él debe volar en un planeador o ala delta. Va corriendo hacia el precipicio y debe aprender a despegar y elevarse hacia los orgasmos no eyaculatorios justo antes de precipitarse y caer por la pronunciada pendiente de la eyaculación. Si te mueves cuando está muy cerca del límite, puedes empujarle, con lo que traspasará el límite y acabará en el fondo del estupor posteyaculatorio. Pero si te detienes un momento antes para que recupere el control de su excitación, podréis elevaros juntos. Si se cae por el barranco, se quedará tendido sobre las rocas del fondo, justo cuando tu estás preparada para despegar.

PREGUNTAR   Al principio, si ayudas a tu compañero a tomar conciencia de su excitación y de su proximidad al punto de No Retorno, le prestarás un gran servicio. Esto no significa que tengas que mantenerte desimplicada o actuar como observadora, sino que simplemente le informas de que puede estar acercándose excesivamente al límite. Un hombre multiorgásmico describió la ayuda que le presta su compañera: «Mi novia me pregunta si estoy cerca cuando ve que lo estoy. Y eso me ayuda enormemente a tomar conciencia de mi nivel de excitación. Se puede pensar que hablar de lo cerca que me encuentro podría interrumpir el proceso, pero no es así. Lo hace más pleno porque compartimos más y porque hay una comunicación mejor, que es la clave de toda relación en el dormitorio o fuera de él».

DAR ÁNIMOS   Es mejor estar centrados en el proceso de hacer el amor que en el de no eyacular. Como explicó un hombre multiorgásmico: «Mi esposa solía decir: "No te vayas todavía". Bueno, pues eso me hacía eyacular más rápido porque dirigía mi pensamiento a la eyaculación. Lo que hemos descubierto es que cuando dice "me siento bien" o "esto es estupendo", entonces esta especie de caricias (por así decirlo) a mi ego masculino me ayudan a retomar el control y no eyacular». Los entrenadores que más éxito tienen son los que dicen a sus equipos lo que deben hacer en lugar de decirles lo que no deben hacer, porque es muy probable que el cuerpo haga lo que la mente esté pensando.

RESPIRAR   Tu compañero estará haciendo un ejercicio respiratorio que le ayudará a controlar su nivel de excitación. Cuando esté a punto de eyacular, adoptará una respiración profunda y lenta o superficial y rápida. El primer tipo de respiración le ayuda a controlar su energía sexual y el segundo a dispersarla. Cualquiera que sea el tipo de respiración que elija, le prestarás una gran ayuda si le recuerdas que la practique o si respiras con él. La armonización de las respiraciones es una de las prácticas de pareja comentadas en el capítulo 5 que puede ayudaros mucho a conectar profundamente.

CIRCULAR   La principal técnica que utilizará tu compañero para retrasar la eyaculación es el bombeo de la energía sexual, que subirá desde los genitales por la columna hacia el resto del cuerpo. Si la energía sexual se acumula excesivamente en sus genitales, acabará siendo·incontrolable y saldrá disparada por el camino más directo posible, a través del pene. Sin embargo, si se retira la energía, resulta mucho más fácil detener el impulso de eyacular.

El secreto que os permitirá acceder a ambos a los orgasmos en todo el cuerpo es aprender a hacer circular la energía por él. Para ayudar a tu compañero a hacer circular su energía sexual por todo el cuerpo desliza tus manos a lo largo de su columna, desde el coxis hasta la cabeza; eso favorecerá la ascensión de la energía. En general, como el experimentado instructor del Tao Sanador Michael Winn explica: «Cuanto más toque la mujer el cuerpo masculino (ayudándole a estar menos centrado en el pene) tanto más fácil será para el hombre movilizar la energía hacia otras partes del cuerpo». Movilizar tu propia energía te ayudará a intensificar tus orgasmos y a sentirte energetizada, y también os ayudará a ambos a experimentar más intimidad y éxtasis cuando estéis juntos.

Las técnicas descritas son esenciales para ayudar a tu compañero a mantenerse sereno mientras alcanzas el punto álgido de la pasión. También podéis utilizar otras técnicas más mecánicas para que evite la eyaculación.

APRETAR   La técnica de apretar fue desarrollada originalmente para los eyaculadores «precoces» (si tu compañero eyacula rápidamente, asegúrate de que lea la sección llamada «No se acaba hasta que se acaba: acabar con la eyaculación precoz» en el capítulo 8). La técnica de apretar es muy simple: cuando tu compañero esté cerca de la eyaculación, debes colocar el pulgar en la parte inferior del pene y apretar. Otro método posible es que uno de vosotros agarre el pene como si fuera el manillar de una bicicleta y presione con el pulgar en la punta (ver figura 8b en página 75). Otra posibilidad es que uno de vosotros apriete la base del pene con el pulgar y los dedos índice y corazón. Cualquiera de estos métodos ayudará a tu compañero a detener el impulso de eyacular y a retirar su energía sexual del pene y los genitales.

El problema obvio que presentan estas técnicas es que tenéis que detener el coito porque tu compañero tiene que sacar el pene.

Antiguamente, las mujeres que practicaban el Tao podían utilizar sus músculos vaginales (lo que ahora llamamos el músculo PC) para apretar el glande de sus compañeros, con lo que les impedían eyacular. Quizá quieras experimentar con esa técnica cuando leas la sección «fortalece tu músculo sexual», más adelante en este mismo capítulo.

PRESIONAR Los sabios taoístas descubrieron un punto en el perineo extraordinariamente eficaz para evitar que los hombres eyacularan, el punto del Millón de Dólares. Originalmente era llamado el punto del Millón de Monedas de Oro porque eso es lo que le costaba a un hombre que un maestro taoísta le mostrara dónde estaba (los maestros taoístas no eran demasiado «espirituales» a la hora de recibir dinero). El punto del Millón de Dólares de tu compañero está localizado inmediatamente delante del ano (ver figura 2 de la página 35). El punto justo está señalado por una pequeña hendidura. Si tu compañero se aprieta con el dedo en ese lugar al tiempo que contrae el músculo PC y concentra su atención, puede retrasar la eyaculación interrumpiendo el reflejo eyaculatorio. Es importante que sepas lo que está haciendo si empieza a presionarse el perineo mientras hacéis el amor. Si tanto tú como tu compañero estáis muy familiarizados con el cuerpo del otro y habéis compartido muchas experiencias en la cama, puedes ayudarle a retrasar la eyaculación presionando en este punto durante el coito. Debes presionar con el dedo en dirección ascendente hasta tocar la primera articulación. Es necesario aplicar una presión firme (aunque no demasiado) y uniforme durante uno o dos segundos.

Una vez superado el punto de No Retorno, tu compañero puede presionarse en el punto del Millón de Dólares al tiempo que aprieta su músculo PC para impedir la salida del semen, evitando así la pérdida de las hormonas y nutrientes que contiene (las razones para evitar la pérdida del semen están detalladas en el capítulo 1). Probablemente es mejor dejar en sus manos esta compleja manipulación llamada Bloqueo Dactilar que está descrita en el capítulo 3, pero es importante que sepas lo que está haciendo. Si utiliza el Bloqueo Dactilar para conservar el semen, perderá la erección, aunque muchos hombres comentan que la recuperan más rápidamente que tras una eyaculación normal. Recuerda que el Bloqueo Dactilar no debe ser utilizado como método anticonceptivo o de sexo seguro, ya que puede derramarse alguna gota de semen.

También puedes presionar con tu dedo rítmicamente en el punto del Millón de Dólares; esta acción imita las contracciones de la próstata que él experimenta durante el orgasmo, y puede resultarle muy placentera. Pero esta presión rítmica no debe usarse cuando esté cerca del límite porque es muy probable que le empuje a la eyaculación.

ESTIRAR Como los testículos de tu compañero tienen que acercarse a su cuerpo para que el semen pueda ser propulsado hacia fuera, estirar de ellos alejándolos del cuerpo puede retrasar la eyaculación. Puedes ayudarle estirando de ellos hacia abajo; haz un círculo con los dedos igual al que hiciste antes para ayudarle a mantener la erección, pero esta vez, en lugar de rodear la base del pene, rodea la parte superior de los testículos (ver figura 9, página 76); después estira firmemente hacia abajo. (Recuerda que los testículos masculinos son muy sensibles y debes tratarlos con cuidado.)

Cuanto más apoyes las prácticas de tu pareja más fáciles le resultarán, con lo que mejorará la calidad de vuestro encuentro sexual. Como mujer, tu habilidad sexual natural es mayor que la de tu compañero. Los taoístas comparan la excitación masculina con el fuego y la femenina con el agua. El fuego se enciende rápidamente pero se extingue con facilidad. El agua tarda en hervir pero puede mantener el calor mucho más tiempo. El agua siempre es más fuerte que el fuego y puede apagarlo fácilmente. Los taoístas tratan de enseñar a los hombres a prolongar el coito el tiempo suficiente para poder llevar el deseo de sus compañeras hasta el punto de *ebullición*. Ellos saben que esta es la base de la satisfacción sexual de ambos. Además de ayudar a tu compañero a controlar su fuego, también puedes aprender a colaborar para llevarte a ti misma hasta el punto de *ebullición*. Seas preorgásmica, orgásmica o multiorgásmica en la actualidad, lo más importante que puedes hacer para ayudar a tu compañero y a ti misma es cultivar tu propia sexualidad y tomar conciencia de tu potencial para el placer.

Ayúdate a Ti Misma a Hacerte Multiorgásmica

A diferencia del orgasmo masculino que no ha sido sometido a un escrutinio detallado, el orgasmo femenino ha sido el tema de discusión de numerosos volúmenes a lo largo del último siglo, la mayoría de ellos escritos por hombres, por supuesto (comentamos estas investigaciones y sus hallazgos más importantes en la sección llamada «Su orgasmo» del capítulo 4). En Occidente ha habido una gran controversia sobre el orgasmo femenino: vaginal, clitoridiano o una combinación de ambos. Desgraciadamente, buena parte de estas investigaciones en realidad han sido un intento de crear el orgasmo femenino «ideal». Al igual que los sexólogos Hartman, Fithian y Campbell, creemos que cada mujer tiene una pauta orgásmica tan individual que puede ser llamada su *huella dactilar orgásmica*. También reconocemos que, incluso para la misma mujer, cada orgasmo tiene características, sensaciones y niveles de satisfacción específicos. (A medida que los hombres se alejan del orgasmo con eyaculación o Big Bang, descubren que ellos también pueden tener diversos tipos de orgasmo.)

En cuanto a los orgasmos genitales femeninos, las investigaciones más recientes sugieren que, en realidad, hay dos nervios diferentes que están implicados en ellos: el nervio pudendo, relacionado con el clítoris, y el nervio pélvico, relacionado con la vagina y el útero (ver figura 30). El hecho de que haya dos nervios distintos podría explicar que tantas mujeres experimenten orgasmos clitoridianos y vaginales claramente diferenciados. Y el hecho de que ambos nervios se unan en la columna puede explicar por qué algunas mujeres experimentan orgasmos «combinados». Según el Tao, los orgasmos genitales (clitoridianos, vaginales o combinados) son sólo el principio. Los taoístas siempre han sabido que se pueden sentir pulsaciones orgásmicas y placer en cualquier parte del cuerpo: el clítoris, la vagina, el cerebro, e incluso los órganos internos.

ACERCA DEL CLÍTORIS

Aproximadamente el 70 por ciento de las mujeres necesitan estimulación clitoridiana de algún tipo para llegar al orgasmo. Quizá se deba a que el nervio pudendo, relacionado con el clítoris, tiene más

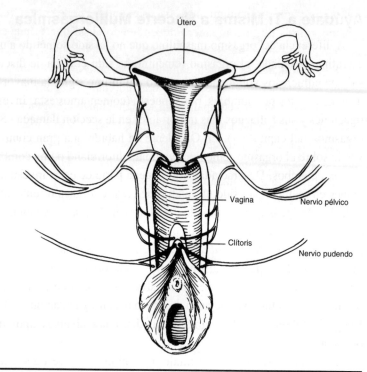

FIGURA 30. NERVIOS PUDENDO Y PÉLVICO

terminaciones nerviosas que el nervio pélvico relacionado con la vagina. En la mayoría de las posturas sexuales, el hombre estimula directamente la parte más sensible de su pene, el glande, mientras que la mujer sólo estimula indirectamente la parte más sensible de su anatomía sexual, el clítoris.

Una forma clara de facilitar tu orgasmo es animar a tu compañero, tal como nosotros hacemos en este libro, a que te estimule el clítoris durante el coito. Al principio, mientras él esté aprendiendo a coordinar el ritmo de los dedos con el de las caderas, esta estimulación puede resultar un poco extraña, pero pronto se convertirá en una parte natural y satisfactoria del coito. Puedes ayudarle guiando su mano hacia donde quieras e incluso utilizando tus dedos para presionar sobre los suyos mientras presionan tu clítoris, lo que le mostrará el lugar y la cantidad de presión que te gusta. Si tienes orgasmos vaginales, quizá no quieras ni necesites recibir estimulación clítoridiana continua mientras haces el amor. Puedes hacer que tu mano guíe la de tu compañero dependiendo de lo que tu placer demande.

Algunas mujeres se sienten cohibidas a la hora de pedir lo que desean, pero numerosos estudios han mostrado que aquellas que son capaces de mostrar a sus compañeros lo que quieren lo consiguen con mucha más frecuencia. La pasividad y la reticencia femeninas son actitudes pasadas de moda que hemos heredado de la era victoriana. Muy pocas cosas resultan tan excitantes para un hombre como una compañera activa y animada. Según el Tao, la actividad y la pasividad son partes complementarias de toda sexualidad, tanto la masculina como la femenina.

A veces lo más sencillo será que te provoques tú misma el orgasmo apretando los muslos o tocándote directamente el clítoris durante el coito. Puede resultarte interesante saber que, aunque solemos pensar que los hombres pueden tener un orgasmo mucho más rápidamente que las mujeres durante el coito, las mujeres han demostrado que pueden alcanzarlo tan rápidamente como los hombres cuando se lo producen ellas mismas. Según un estudio sobre mujeres multiorgásmicas efectuado por investigadores de la Universidad de Wisconsin, lo más probable es que las mujeres multiorgásmicas «alcancen la estimulación clitoridiana durante el coito gracias a la presión de los muslos o a la masturbación».[4] Asimismo, también es más probable que las mujeres multiorgásmicas disfruten de las caricias y los besos en los pechos y pezones, que den y reciban sexo oral, que utilicen fantasías eróticas, literatura y películas, y que tengan compañeros sensibles a los que puedan comunicar sus necesidades. El estudio concluía que las mujeres no se vuelven multiorgásmicas por accidente: eligen las técnicas que maximizan su placer y se las cuentan a sus compañeros.

Muchas mujeres sienten vergüenza de proporcionarse placer a sí mismas cuando están con sus compañeros, e incluso estando solas. Esta ansiedad es muy comprensible si tenemos en cuenta el estigma que rodea a la masturbación en nuestra cultura. Si esto supone un problema para ti, por favor lee la sección llamada «Autoplacer y autocultivo» en el capítulo 3. Aquí nos limitaremos a decir que proporcionarse placer a una misma es una forma importante y saludable de cultivar la propia sexualidad y que, aunque esta práctica complementa el coito, no lo reemplaza. *Human sexuality*, un libro publicado por la Asociación Médica Americana (mencionado en el capítulo 3), afirma que las mujeres tienden a cultivar más el autoplacer a medida que se hacen mayores. Cuanto más activamente busques tu propio placer, más probable será que alcances tu pleno potencial sexual. Expresado en las sabias palabras de una mujer de negocios de casi sesenta años: «En la vida, cada uno es responsable de su propio orgasmo».

Existen dos factores que habitualmente influencian el que una mujer pueda tener orgasmos vaginales o combinados, además de los clitoridianos: la sensibilidad del punto G y otros puntos internos, y la fuerza del músculo PC.

EL PUNTO G Y OTROS PUNTOS SENSIBLES

Puedes haber oído hablar de que hay un lugar en tu vagina que, cuando es acariciado, supuestamente te vuelve loca. El doctor Ernest Gräfenberg, que fue el primero en describirlo en 1950, le dio el nombre de *punto G*. Más recientemente ha recibido otros nombres, como *esponja de la uretra* o *punto disparador interno*. El concepto de punto G no es nuevo pero sigue levantando controversia porque algunas mujeres lo encuentran pero otras no. La teoría actualmente aceptada es que el punto G es una colección de glándulas, conductos, vasos sanguíneos y terminaciones nerviosas que rodean la uretra femenina.

¿Dónde está exactamente? La mayor parte de las mujeres que consiguen localizarlo, describen que está situado entre tres y cinco centímetros a partir de la entrada de la vagina. Puedes sentirlo en la parte superior de la pared anterior, inmediatamente detrás del hueso púbico (ver figura 18 de la página 117). Si te imaginas un reloj y sitúas el clítoris en la posición que corresponde a las doce, el punto G se encuentra en algún lugar entre las once y la una.

Cuando no estás excitada, el punto G es difícil de encontrar. Una vez estimulado puede hincharse hasta adquirir el tamaño de una moneda pequeña e incluso más, destacando del resto de la pared vaginal. Alan y Donna Brauer sugieren que el mejor momento para encontrarlo es justo después del orgasmo: «Entonces está sensibilizado y es más grande en cierta medida. Suele sentirse como pequeños rebordes o salientes». Los Brauer recomiendan acariciarlo (o hacer que tu compañero lo acaricie) al ritmo de un toque por segundo y experimentar ejerciendo mayor o menor presión. Otro buen momento para estimularlo es cuando te aproximas al orgasmo, porque es más probable que disfrutes de su estimulación cuando ya estás muy excitada.

Debes saber que algunas mujeres se sienten incómodas o sienten el impulso de orinar cuando les estimulan el punto G. Esto es normal. Si te ocurre, los Brauers sugieren que suavices la presión o le pidas a tu compañero que lo haga. Puede hacer falta todo un minuto para que las sensaciones de incomodidad o la necesidad de orinar sean reemplazadas por sensaciones placenteras. Si te preocupa orinar, puedes hacerlo antes de empezar el coito o intentar encontrar el punto G mientras estás sentada en el baño, eso te permitirá confirmar que tienes la vejiga vacía.

En la posición habitual del *misionero*, normalmente el pene no podrá acceder a tu punto G, que resultará más fácil de estimular si estás tumbada sobre el estómago y tu compañero te penetra por detrás, o si te encuentras encima y eres libre de moverte para obtener el máximo placer. Asimismo, la penetración más apropiada para estimular el punto G es la superficial, aunque, al principio, la forma más sencilla de estimularlo es utilizar los dedos (los tuyos o los suyos).

Algunas mujeres dicen que sus puntos más sensibles están localizados en las posiciones correspondientes a las cuatro y a las ocho horas de ese reloj imaginario, aproximadamente en el punto medio de la extensión de las paredes vaginales. En estos puntos hay haces de terminaciones nerviosas que explican por qué son tan sensibles a la presión. Otras mujeres descubren que son más sensibles en la parte más profunda de la vagina. A medida que tu compañero aprenda a penetrarte superficial y profundamente en distintas direcciones (lo que llamamos *penetración con giro*), podrá estimular estos puntos y otros que te son propios.

La mayoría de las mujeres son capaces de rotar la pelvis cuando están encima y dirigir el pene de sus compañeros hacia sus puntos más sensibles. Como comentamos en el capítulo 5, la posición con la mujer encima tiene muchas ventajas, y no sólo para la mujer, ya que

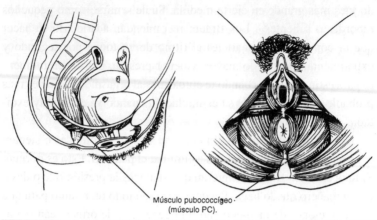

Músculo pubococcígeo
(músculo PC).

FIGURA 31. EL MÚSCULO PC FEMENINO

a muchos hombres les es más fácil aprender a ser multiorgásmicos cuando están debajo. Pero también tiene sus desventajas: el ángulo de penetración en esta posición puede hacer que el pene parezca hasta dos o tres centímetros más corto que en otras posiciones, y a tu compañero le costará más mantener la erección durante mucho tiempo porque la gravedad tiende a hacer que el pene se vacíe de sangre. Muchas mujeres no se dan cuenta de que cuando están debajo pueden rotar la pelvis activamente, especialmente el sacro, para guiar el pene de su compañero a los lugares más sensibles. Cuando ambos hayáis aprendido a balancear y girar la pelvis, podréis hacer un baile verdaderamente sensual. (Para más información sobre las posiciones sexuales, ver la sección «Posiciones placenteras y saludables», en el capítulo 5.)

TU MÚSCULO SEXUAL

Tu músculo sexual, el músculo pubococcígeo (frecuentemente llamado simplemente músculo PC), es aquel que parte del hueso púbico, junto al coxis, en la espalda (ver figura 31) y rodea la uretra, la vagina y el ano. Forma una banda muscular que sostiene no sólo el útero, las trompas de Falopio y los ovarios, sino todos los órganos internos. Si tu músculo PC no está fuerte, tus órganos no tendrán una base sólida y pueden empezar a aflojarse.

La mayoría de las mujeres pueden reconocer el músculo PC como el que utilizan para retener la micción cuando no pueden ir al servicio. También es el músculo del perineo y debe estar fuerte y flexible para evitar que se desgarre durante el parto. Las contracciones del parto puede debilitar el músculo PC. La instructora del Tao Sanador y acupuntora Dra. Angela Shen lo explica así: «Especialmente después de tener un hijo, la mujer tiende a cansarse más fácilmente y a no disfrutar tanto del sexo. No les ocurre a todas las mujeres, pero sí a muchas». El kung fu sexual puede ayudar a estas mujeres a recuperar su energía y fuerza sexual.

La importancia del músculo PC fue descubierta en Occidente durante los años cuarenta por Arnold Kegel. Este ginecólogo desarrolló los famosos ejercicios que llevan su nombre y han ayudado a muchas mujeres a controlar la vejiga y a facilitar el parto. Más tarde, las mujeres comenzaron a utilizar estos ejercicios para aumentar su deseo sexual, intensificar los orgasmos y hacerse multiorgásmicas. La Dra. Shen señala: «Todas las mujeres pueden experimentar más orgasmos y expandir los que ya tienen realizando estas prácticas».

ENCONTRAR EL MÚSCULO PC

La forma más sencilla de localizar el músculo PC es detener la micción cerrando los músculos de la pelvis la próxima vez que vayas a orinar. Ten cuidado de mantener relajadas las piernas y el estómago, ya que estás intentando aislar el músculo PC. Si tu músculo PC está fuerte, debes ser capaz de detener el flujo en mitad de la micción y volver a empezar de nuevo. Si eso te resulta difícil y la orina gotea durante la contracción muscular es porque tu músculo está débil. No debes preocuparte: se irá fortaleciendo con la práctica. Si te resulta fácil detener el flujo de orina y volver a empezar, tu músculo PC está fuerte. En cualquier caso, practicando los ejercicios PC expandirás tu placer sexual y tu salud general.

El fortalecimiento de este músculo no sólo mejorará tu vida sexual, también te ayudará a evitar problemas de vejiga en el futuro (o mejorará los que puedas tener). Al principio, al detener el flujo de orina puedes sentir pinchazos. Esta reacción es perfectamente normal y debe cesar a las pocas semanas a menos que por alguna razón tengas una infección, en cuyo caso debes esperar a ver a un médico y curar la infección antes de continuar con los ejercicios. Si te duelen los músculos, simplemente tienes que seguir practicando.

EJERCICIO FEMENINO 1

DETENER LA CORRIENTE

1. Espira lenta y enérgicamente, evacuando la orina.
2. Inspira y contrae el músculo PC para detener el flujo de orina. (Asegúrate de mantener el estómago y las piernas relajados.)
3. Espira y comienza a orinar de nuevo.
4. Repite los pasos 2 y 3 cuatro o cinco veces hasta que hayas acabado de orinar.

EJERCICIO FEMENINO 2

FORTALECER EL MÚSCULO PC

1. Inspira y concéntrate en la vagina.
2. En la espiración, contrae el músculo PC y los músculos que rodean los ojos y la boca.
3. Inspira y relájate, soltando el músculo PC y los músculos de los ojos y boca.
4. Repítelo de nueve a treinta y seis veces, contrayendo los músculos al espirar y relajándolos al inspirar.

FORTALECER EL MÚSCULO SEXUAL

En Occidente se han enseñado muchas técnicas para fortalecer el músculo PC, siendo la mayoría de ellas adaptaciones de la técnica original de Kegel. Todas enseñan a contraer y relajar el músculo PC aunque el número de repeticiones y la cantidad de tiempo que se debe mantener la contracción varía mucho. El ejercicio de fortalecimiento del músculo PC está basado en una técnica taoísta tradicional y utiliza el conocimiento de esta filosofía de que los músculos circulares del cuerpo (los de los ojos, boca, perineo y ano) están conectados. Apretando los músculos de los ojos y boca puedes aumentar la fuerza de las contracciones.

La contracción de los ojos y los labios te ayudará a apretar el músculo PC alrededor de la vagina pero *la parte más importante del ejercicio es simplemente contraerlo y relajarlo tan frecuentemente como puedas.* Es algo que puedes hacer prácticamente en cualquier lugar: mientras conduces, ves la televisión, envías un fax o asistes a una reunión aburrida. Puedes medir el número de contracciones que eres capaz de hacer mientras el semáforo está en rojo y también puedes mantener una única contracción hasta que se ponga verde. Al final, podrás hacer las contracciones con menos esfuerzo y sin contraer los ojos ni los labios.

Intenta hacer este ejercicio al menos dos o tres veces al día, aunque puedes repetirlo todas las veces que desees. Tal vez te duelan los músculos, como cuando haces cualquier otro tipo de ejercicio, por lo que no debes forzarte demasiado; aumenta las repeticiones gradualmente. La continuidad es más importante que la cantidad. Una buena forma de hacer esta practica a diario es conectarla con ciertos momentos del día, como al levantarse por la mañana, ducharse, o acostarse por la noche.

Otra forma aún más efectiva de fortalecer el músculo PC es apretarlo contra algo: tu propio dedo, el de tu compañero, un vibrador, un consolador o el pene de tu compañero. El hecho de encontrar resistencia te ayuda a apretar mejor el músculo. Intenta apretar el puño, posiblemente no podrás hacer mucha fuerza pero si lo haces aprisionando uno o dos dedos de tu otra mano, podrás hacer más presión. Lo mismo ocurre con el músculo PC.

Si practicas con tu compañero, puedes apretar contra su dedo o pene para que él pueda decirte lo fuerte que está. Durante el coito, ambos podéis apretar el músculo PC alternativamente. Cuando contraigas el tuyo, ejercerás presión sobre su pene, aumentando así las sensaciones para ambos. Cuando él apriete el suyo, elevará el pene hacia su vientre, pudiendo estimularte el punto G. Otra práctica muy placentera es la de relajar el músculo PC mientras os movéis al mismo ritmo y apretarlo cuando os separáis. Esto hará aumentar la sensación de succión durante el coito y puede resultar muy excitante para ambos.

FORTALECER TODA LA VAGINA

En China, las mujeres solían utilizar unas piedras especiales con forma de huevo para fortalecer el músculo PC y otros músculos vaginales. Nosotras hemos descubierto que lo mejor es utilizar una piedra de jade con forma de huevo. Practicar las flexiones del PC te ayudará a fortalecer el músculo considerablemente, pero puedes acelerar el proceso enormemente utilizando un huevo de piedra como resistencia. Actualmente, en Occidente, los médicos están prescribiendo

FORTALECER TODA LA VAGINA

1. Ponte de pie o sentada e introdúcete un huevo de piedra en la vagina. (Si no estás suficientemente lubricada, puedes humedecer el huevo con agua, saliva, o un lubricante soluble en agua.)
2. Contrae el músculo PC para tirar del huevo hacia la vagina y después presiona ligeramente y empuja el huevo hacia la salida de la vagina.
3. Repite este movimiento dentro-fuera nueve, dieciocho o treinta y seis veces.
4. Cuando hayas acabado, presiona con más fuerza para expulsar el huevo.

ejercicios en los que se utilizan unos pesos de acero llamados *tampones pesados* para fortalecer los músculos pélvicos femeninos; están especialmente recomendados para las mujeres que tienen problemas para controlar su vejiga, lo que suele ocurrir después del parto.[5] Pero el parto y la salud pélvica no son las únicas razones para hacer la práctica del huevo: mujeres expertas en el Tao la han realizado durante milenios para aumentar el control de sus músculos vaginales e incrementar su propio placer y el de su compañero.

La práctica del huevo es muy simple: métete un huevo lubricado en la vagina (como harías con un tampón) y después usa los músculos vaginales para moverlo hacia arriba y hacia abajo. Una vez que el huevo esté profundamente introducido, quizá no lo sientas, pero puedes seguir moviéndolo hacia arriba apretando el perineo y la vagina y puedes presionar ligeramente hacia abajo (como si fuera un movimiento del intestino) para desplazar el huevo hacia abajo (ver figura 32). Después vuelve a apretar el perineo y la vagina para empujarlo una vez más hacia arriba repitiendo más tarde el movimiento hacia abajo. Haz este ejercicio durante dos minutos y después, presionando con más fuerza, expulsa el huevo.

La experimentada instructora del Tao Sanador Marcia Kerwit explica cómo preparar y cuidar el huevo de piedra: «Cuando te lleves el huevo a casa, lo primero que debes hacer es esterilizarlo hirviéndolo durante diez minutos o empapándolo durante diez minutos en una solución que tenga una parte de lejía doméstica por cada diez de

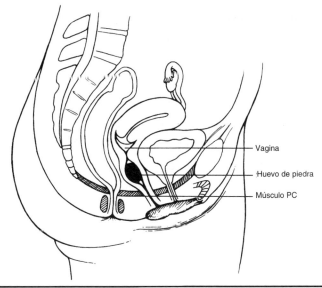

Vagina

Huevo de piedra

Músculo PC

FIGURA 32. EJERCICIO DEL HUEVO DE PIEDRA

agua. Acláralo bien. Sólo tienes que esterilizar el huevo la primera vez que lo uses. Una vez esterilizado puedes limitarte a aclararlo con un poco de agua y jabón, o simplemente empaparlo en una solución de vinagre después de cada uso».

Si encargas un huevo de jade perforado en un centro del Tao Sanador (ver apéndice), podrás atarle una hebra de hilo dental que quedará colgando de tu vagina, de forma que después de practicar podrás sacar el huevo fácilmente como si fuera un tampón. Una de las ventajas de usar un huevo del que cuelgue un hilo es que cuando lo subas y lo bajes por la vagina podrás también sentir el movimiento del hilo y saber así hasta dónde llega el huevo. (Encontrarás más detalles sobre el ejercicio del huevo y otros ejercicios de kung fu sexual para mujeres en *Amor curativo a través del Tao: cultivando la energía sexual femenina*; ver apéndice.)

ENCONTRAR EL CAMINO

Y si...

EL HUEVO SE ATASCA

Si usas un huevo *sin* hilo, a veces sentirás que se atasca. Si esto ocurre, lo más importante es no dejarte llevar por el

pánico. Recuerda que el huevo no puede ir muy lejos.
Manténte en calma y comprueba si tienes la vagina seca; si
es así, usa el dedo para ponerte un poco más de lubricante
tanto dentro como alrededor de la apertura. Intenta ponerte
en cuclillas o sentarte en el bidé y presiona hacia abajo para
sacar el huevo. Si el huevo sigue sin salir, puedes intentar
sacarlo saltando arriba y abajo y riéndote. Después vuelve a
ponerte en cuclillas e intenta presionar de nuevo. Si el huevo
todavía no sale, ve a hacer cualquier otra cosa, ya que entre
tanto tus músculos se relajarán y es más probable que se
mueva por sí solo y pueda ser expulsado más fácilmente. Por
último, puedes introducirte el dedo (o, lo que es más fácil,
que una amiga o tu compañero metan el suyo) para dirigir el
huevo hacia fuera. Estos métodos deben permitirte sacar el
huevo, pero si sigues teniendo problemas, consulta con un
instructor del Tao Sanador. Si usas un huevo perforado del
que cuelgue un hilo, nunca te encontrarás con este problema.

EL HUEVO TIENE UN OLOR RARO CUANDO LO SACO

Si tus secreciones tienen un olor peculiar, pueden indicar
que tienes una infección vaginal. Esto no tiene nada que ver
con el uso del huevo, pero no debes hacer estos ejercicios
(ni la Gran Aspiración) hasta que desaparezca la infección.
Existen muchos remedios caseros para la infección vaginal.
Pregunta a un profesional de la salud o en una clínica para
mujeres.

Estos ejercicios y el fortalecimiento del músculo PC en general,
quizá te produzcan excitación sexual. El motivo principal para
desarrollar este músculo es alcanzar tu pleno potencial orgásmico y,
si tu compañero es un hombre multiorgásmico, no debería tener
ningún problema para satisfacer este aumento de tu deseo. Si no tienes compañero o no está cerca de ti, puedes darte placer a ti misma
o usar el ejercicio de la Gran Aspiración descrito más adelante en

este mismo capítulo para retirar la energía sexual de los genitales y dirigirla hacia el resto del cuerpo, lo que te energetizará y rejuvenecerá.

ORGASMOS VAGINALES Y UTERINOS PROFUNDOS

Como mencionamos anteriormente, las mujeres tienen dos nervios genitales diferentes: el pudendo, que conecta con el clítoris y la piel que lo rodea; y el pélvico, que conecta con la vagina y el útero. Poniendo un poco de atención y con algo de práctica, las mujeres pueden experimentar profundas contracciones vaginales y uterinas. Una mujer multiorgásmica describió su experiencia: «En primer lugar, practiqué sola. Apretaba y soltaba los músculos vaginales y después dirigía las contracciones hacia el útero. Pronto, las contracciones comenzaron a producirse involuntariamente durante el coito. Eran realmente increíbles».

Estos orgasmos tan placenteros y poderosos eran bien conocidos en China por las practicantes del Tao, que eran capaces de controlar sus músculos vaginales y uterinos gracias a la práctica del huevo. En los años ochenta, los Brauers estudiaron estas contracciones pélvicas profundas que «empujan hacia fuera», a las que llamaron «respuesta sexual extendida». También se dieron cuenta a partir del registro de las ondas cerebrales (EEG), de que las de una mujer durante los orgasmos uterinos se parecen a las observadas en las personas que están en meditación profunda. Los taoístas siempre han enseñado a las mujeres que pueden favorecer la experimentación de estos orgasmos profundos desarrollando su atención y su conexión con los músculos vaginales y uterinos profundos.

HACER CIRCULAR LA ENERGÍA SEXUAL

Si aprendes a hacer circular la energía sexual en ti, podrás expandir tus orgasmos a todo el cuerpo. La doctora Angela Shen explica: «Si aspiras la energía antes y durante el orgasmo, este será más intenso y durará más tiempo. Además, después te sentirás menos cansada». La circulación de la energía sexual lleva esa corriente curativa por todo el cuerpo y te permite hacer el amor con tu compañero de una forma verdaderamente extática. La capacidad de hacer circular la energía sexual es la base tanto de una sexualidad transcendente como de una salud vibrante. (Si eyaculas, todavía es más impor-

HACER MÁS PROFUNDOS TUS ORGASMOS

1. Imagínate la forma de tu útero (ver figura 33). Cuando eres capaz de visualizar una parte de tu cuerpo, puedes establecer una conexión más clara con ella porque conectas el cuerpo con la mente.
2. Lo siguiente es averiguar dónde está situado tu útero. Ponte do pie y coloca los pulgares juntos a nivel del ombligo y haz un triángulo con los dedos índices (ver figura 34). Tus índices se tocan aproximadamente a la altura de este órgano. El útero tiene el tamaño aproximado de una pequeña ciruela. (El lugar donde se apoyan los meñiques está aproximadamente a la altura de los ovarios.)
3. Inspira y, al espirar, contrae ligeramente los ojos y la boca y siente cómo se contrae la parte más interna de la vagina (en el lugar donde se encuentra el cuello del útero). Si realizas la práctica correctamente, sentirás una ligera sensación orgásmica muy dentro de ti.

tante que practiques la conservación y circulación de energías porque de otra forma puedes quedarte agotada.)[6]

El ejercicio de la Gran Aspiración para Mujeres, en la página 200, te ayudará a hacer circular tu energía sexual por todo el cuerpo. Numerosas mujeres son capaces de hacer ascender la energía sin tener mucha práctica. Esto es lo que recuerda un hombre multiorgásmico: «Sin tener ninguna experiencia previa en meditación, mi novia pudo elevar su energía corporal de manera instintiva y esto es algo que muchas mujeres parecen capaces de hacer».

Superar las Dificultades

Como comentamos en la sección llamada «Ondas cerebrales y reflejos» en el capítulo 1, la ciencia occidental ha confirmado recientemente que el orgasmo es tanto un estado mental como corporal. Y tu estado mental tiene mucho que ver con la educación que hayas tenido. En 1939, la antropóloga Margaret Mead demostró hasta qué punto el orgasmo depende de las expectativas culturales. Comparó dos pueblos vecinos que vivían en la isla de Nueva Guinea: los mundugumor creían que las mujeres tienen orgasmos, a diferencia de sus

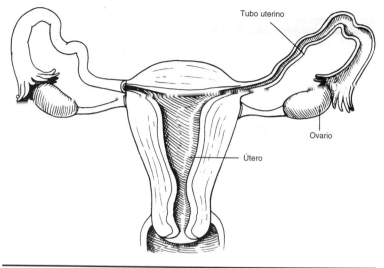

FIGURA 33. EL ÚTERO

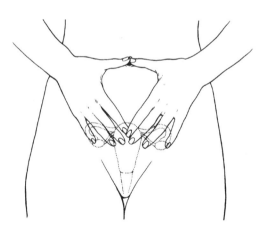

FIGURA 34. LOCALIZANDO EL ÚTERO

vecinos arapash. No debe sorprendernos que la mayoría de las mujeres mundugumor tuvieran orgasmos, mientras que la mayoría de las arapash no.[7] Teniendo en cuenta la importancia de la permisividad cultural hacia el placer, a lo largo de la historia muchas mujeres de todo el globo han visto su potencial orgásmico limitado por las expectativas sociales.

LA GRAN ASPIRACIÓN PARA LAS MUJERES

1. Imagina tu vagina y tu clítoris. Si no sabes qué aspecto tienen, utiliza un espejo para echar un vistazo.
2. Tócate ligeramente los labios de la vagina y el clítoris hasta empezar a sentir excitación.
3. Inspira y, al espirar, contrae ligeramente la vagina, apretando alrededor del clítoris.
4. Inspira y relájate, imaginándote que tu vagina se expande como si fuera una flor que se abre.
5. Repite los movimientos de espiración y contracción, y después los de inspiración y relajación, de nueve a treinta y seis veces.
6. Imagina que tu útero y ovarios también se abren y cierran como flores.
7. Cuando sientas que tu energía sexual aumenta, relájate y dirígela hacia el coxis y el sacro, subiendo después por la columna hasta el cerebro (ver figura 35). Si tienes problemas para hacerla ascender, intenta contraer la vagina y el ano mientras sigues dirigiendo la sensación orgásmica hacia el coxis y el sacro, ascendiendo después por la columna hasta el cerebro. (Si todavía no sientes ascender tu energía, quizá quieras activar el bombeo sacro y craneal que describimos en el capítulo 3.)
8. Permite que la energía orgásmica fluya hacia abajo por el resto de tu cuerpo o dirígela a cualquier parte que necesite ser curada o fortalecida.

Las mujeres suelen tener dos tipos de problemas con el orgasmo. Si nunca has tenido un orgasmo, eres *preorgásmica*. Si tienes orgasmos en algunas ocasiones y no en otras, si los tienes cuando estás sola pero no cuando estás acompañada, o con unos amantes sí y con otros no, entonces eres *eventualmente orgásmica*. Casi todas las mujeres preorgásmicas pueden aprender a tener orgasmos con bastante facilidad. El factor más importante es estar dispuesta a darte placer a ti misma y encargarte de tu propio placer cuando haces el amor. Por supuesto, lo primero es estar dispuesta a estimularte a ti misma (si te resulta difícil, lee el comentario al respecto que hay en este mismo capítulo, y la sección llamada «Autoplacer y autocultivarse» del capítulo 3).

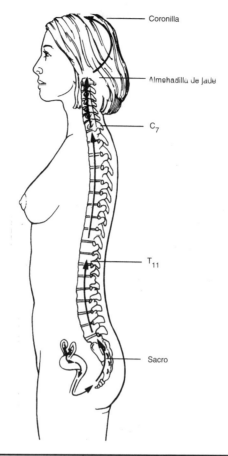

Coronilla

Almohadilla de Jade

C_7

T_{11}

Sacro

FIGURA 35. ASPIRAR LA ENERGÍA SEXUAL

En primer lugar, tienes que familiarizarte con tu cuerpo y tu sexualidad. Los sentimientos negativos acerca de tu cuerpo o de tu apariencia cuando haces el amor pueden cortocircuitar tu capacidad de sentir placer y de tener orgasmos. Comienza por mirarte al espejo sin criticarte. Valora la belleza de tu cuerpo y su capacidad de darte placer. Después comienza a explorarlo, teniendo cuidado de acariciarlo completamente antes de centrarte en los genitales. Tal vez desees usar aceite, que puede amplificar la estimulación. A los terapeutas sexuales les gusta recordarnos que nuestro órgano más sexy es el cerebro, por tanto asegúrate de adoptar un estado de ánimo erótico. Quizá desees recordar una experiencia sexual particularmente satisfactoria, leer material erótico o elaborar una fantasía erótica a partir de las abundante fantasías y deseos almacenados en tu imaginación.

Según Kinsey y Hite, cuatro de cada cinco mujeres que practican el cultivo solitario confían en la estimulación del clítoris para llegar al orgasmo. El tipo de caricia clitoridiana depende de ti: puede ser vigorosa o suave, estimular el glande o el cuerpo del clítoris, puede ser un toque hacia arriba, hacia abajo o circular. Experimenta para ver qué es lo que te resulta placentero. Quizá descubras que un vibrador te ayuda a alcanzar el orgasmo; encuentra uno que te guste. Casi todas las mujeres pueden llegar al orgasmo durante el cultivo solitario. Y recuerda que no todos los orgasmos son iguales. Muchas mujeres orgásmicas no creen serlo porque esperan que sus orgasmos encajen con la definición hecha por otra persona o esperan que la tierra tiemble y las estrellas caigan del cielo. Según Lonnie Barbach: «La experiencia inicial del orgasmo en la mayoría de las mujeres es suave, aunque sus expectativas incluyan los famosos fuegos artificiales».[9] También añade que los orgasmos vaginales pueden ser muy difusos y suaves mientras que los clitoridianos tienden a ser más localizados y reconocibles.

Cuando estés preparada para «hacerlo en compañía», haz que tu compañero te estimule de las formas que has descubierto que te gustan. Asegúrate de decirle o de mostrarle lo que te agrada. Y cuando estés preparada, prueba a realizar el coito recordando que puedes asumir la responsabilidad de tu propio placer. Adopta la posición en la que puedas obtener la máxima estimulación y continúa tocándote o guiando la mano de tu compañero hacia tu clítoris. Durante el coito, guía el pene de tu compañero con tu pelvis hacia donde sientas más estimulación.

Si a lo largo de tu vida has tenido orgasmos pero ya no los tienes, debes determinar qué ha cambiado: ¿Ha cambiado tu estado de salud? ¿Sufres infecciones o tomas alguna medicación que podría reducir tu nivel de excitación? Muchas mujeres se sienten menos excitadas sexualmente durante el embarazo y los meses de lactancia, pero otras no. Si crees que es un problema físico, consulta con un médico. Ciertas drogas y ciertas enfermedades, como la diabetes, pueden inhibir el orgasmo. ¿Has cambiado de compañero? ¿O ha cambiado en algo la relación que tenías? ¿Tienes sentimientos de furia o de resentimiento que no expresas? ¿Te sientes distraída por los niños o por el trabajo? Es importante que te hagas cargo de cualquier situación que pueda estar afectándote antes de trabajar en la expansión del placer.

Si tienes orgasmos durante el cultivo solitario pero no cuando haces el amor, debes determinar qué es lo que no obtienes cuando estás con tu compañero. ¿Estás excesivamente dedicada a él? ¿Estás muy inhibida? ¿No llegas a estar totalmente excitada? Intenta prolongar los juegos preliminares y asegúrate de estar plenamente excitada antes del coito. También puedes olvidarte del coito por el momento y, junto a tu compañero, proporcionaros mutuamente placer con las manos y con la boca. Tener orgasmos antes del coito te ayudará a tenerlos también durante él.

Si eres capaz de sentir orgasmos por medio de la estimulación oral o manual pero no los tienes durante el coito, ¿sientes dolor durante este? Si es así, ¿estás suficientemente lubricada? ¿Puedes elegir el ángulo y la intensidad de los movimientos de penetración? Si no es así, prueba otra posición. Si no sientes dolor pero sigues sin tener orgasmos durante el coito, haz que tu compañero te lleve al orgasmo usando las manos o la boca antes de hacer el amor. Asimismo, explora o deja que tu compañero explore tu punto G u otros puntos sensibles. Prueba las posiciones (contigo encima, penetración por detrás, sentada en su regazo) que tienden a estimular más el punto G. Y recuerda que debes usar tus expertos dedos, con o sin la ayuda de los suyos, para alcanzar el orgasmo.

Si a pesar de todo sigues siendo incapaz de tener un orgasmo, no te desesperes. Hay muchos recursos a disposición de las mujeres preorgásmicas: libros, trabajos de grupo y terapias. Además, debes saber que con la sexualidad taoísta puedes experimentar altísimos niveles de placer en todo el cuerpo con o sin orgasmo. Aprender a hacer circular la energía sexual y el placer por todo el cuerpo te permitirá experimentar una fusión de energía contigo misma y con tu compañero que hará que la pregunta «¿Lo has tenido o no?» sea, en gran medida, irrelevante. Más importante que tener orgasmos o ser mutiorgásmica es aprender a experimentar las cumbres del placer y la intimidad que provienen de la verdadera unión de cuerpo, corazón, mente y espíritu.

CAPÍTULO SIETE

Yang y Yang

Para Hombres Homosexuales

La civilización china, como todas las demás, ha reconocido desde siempre la práctica de la homosexualidad. Históricamente era llamada *lung-yang*, en honor
del amante masculino de un príncipe del siglo IV a. C.,
o *tuan-hsiu*, «la manga cortada», en recuerdo de un
emperador del que se dice que se cortó la manga para
evitar despertar a su amante dormido.[1] Las relaciones
sexuales entre hombres algunas veces eran toleradas y
otras desaprobadas, lo que sin duda tenía que ver con
quién estuviera durmiendo en la cama imperial, pero el
taoísmo nunca ha condenado la homosexualidad; en
realidad, evita condenar cualquier aspecto de la experiencia sexual humana ya que todos son parte del Tao.
Más bien, lo que el taoísmo intenta hacer es enseñar a
la gente a conservar la salud, sean cuales sean sus preferencias sexuales. Los gays simplemente deben conocer las prácticas que les ayudarán a mantener relaciones sexuales saludables y satisfactorias.

No Puedo Detenerme hasta que Tengo Bastante

Un escritor y activista gay estaba siendo entrevistado en la radio con ocasión de la publicación de uno de sus libros, que describía la vida en las saunas durante los tiempos previos al SIDA, donde los gays solían tener numerosos encuentros sexuales en una noche. Cuando se le preguntó si el deseo de tener múltiples experiencias sexuales es característico de los gays en general, el autor espetó que es algo característico de toda la sexualidad masculina, pero los hombres heterosexuales suelen estar constreñidos por la sexualidad femenina. Y continuó: «Si realmente queremos saber cómo es la sexualidad masculina cuando no está influenciada por la femenina, simplemente tenemos que observar a los gays».

Los taoístas comprenden esta característica de la sexualidad masculina en términos de las propiedades de la energía masculina o yang (ver en el capítulo 5 una explicación de yin y yang). Yang es activo, volátil y expansivo. Durante el sexo heterosexual, la mujer yin recibe y equilibra el yang del hombre. (Como mencionamos en el capítulo 5, yin y yang son cualidades variables que existen tanto en el hombre como en la mujer. Algunos hombres son más yin y algunas mujeres son más yang. Según el taoísmo, el universo siempre busca el equilibrio, tanto en las relaciones como en la naturaleza.)

En general, cuando dos gays hacen el amor, el yang de cada uno de ellos carga el del otro, con lo que su deseo sexual aumenta en lugar de disminuir. El instructor gay del Tao Sanador B. J. Santerre explica el valor de los orgasmos múltiples para los hombres homosexuales: «Los gays realmente necesitan los orgasmos múltiple. La mayoría de los heterosexuales lo hacen una o dos veces por noche, pero los gays suelen necesitar más que eso. Con esta práctica van a poder satisfacer su deseo plenamente, tengan compañero o no».

Es difícil contener la expansividad de la energía yang, la cual a menudo querrá escapar a través del camino más directo: el pene. No debe sorprendernos que según el educador sexual gay y sanador Joseph Kramer, el objetivo de buena parte de la sexualidad gay sea «levantarla y eyacular». Este énfasis en la eyaculación es comprensible porque permite satisfacer el deseo sexual; una vez que el hombre eyacula se hace más yin, en otras palabras se hace más estable, se contrae y se dirige hacia dentro.

Para evitar este interminable ciclo de eyaculaciones, que es extremadamente costoso para tu cuerpo y tu sistema inmunitario, tienes que cultivar tu propia energía yin y extender tu energía expansiva yang por todo el cuerpo. Como explicamos antes, canalizar y contener esta energía es la forma de hacerse multiorgásmico y experimentar orgasmos en todo el cuerpo, que serán más satisfactorios que la eyaculación a la que la mayoría de los hombres están acostumbrados. Como explica B. J. Santerre: «Si conservas el semen vas a poder volver a aquellos tiempos en que la gente iba a las saunas y tenía orgasmos durante toda la noche. Cuando aprendas esta práctica, podrás hacer lo mismo pero no te agotarás ¡y ni siquiera tendrás que salir de casa!».

Cultivar Tu Energía Sexual

Los gays, como los demás hombres, deben aprender a hacer circular la energía sexual por todo el cuerpo, tanto para expandir sus orgasmos como para beneficiarse de su poder y de su potencial curativo. Durante el sexo no eyaculatorio es todavía más importante que los hombres eleven esta energía para satisfacer su deseo y transformar la volátil energía sexual (o *ching-chi*) en *chi*, que es más refinada y estable. Las técnicas para hacer circular la energía sexual y para diferenciar el orgasmo de la eyaculación están expuestas en los capítulos 2 y 3. Aquí sólo queremos subrayar la importancia de estas prácticas para los solteros y parejas gays.

Un gay multiorgásmico describió así su experiencia: «Tenía un amante en Nueva York y estaba tan metido en la práctica del Tao que le dije: "Tú también tienes que hacerlo". No le dejé elección. Cuando teníamos ganas de divertirnos, empezábamos a jugar uno con el otro y, una vez que estábamos a punto, cada uno hacía la Gran Aspiración a su propio ritmo. Cuando la hacíamos juntos, aunque no hiciéramos circular la energía al mismo tiempo, nos sentíamos satisfechos a la vez. Después nos dormíamos en dos minutos. El compartir de energías continuaba cuando uno dormía en brazos del otro porque ambos estábamos cargados de energía sexual».

Como dijimos en el capítulo 3, estas prácticas pueden hacerse en solitario e incluso en pareja aunque tu compañero no esté «metido en el tema del Tao». Como explicó un gay multiorgásmico: «Después de darme placer o de hacer el amor y practicar la Gran Aspiración cuatro o cinco veces, siento que he terminado. Después de eso, aunque el tipo más encantador estuviera frente a mí diciéndome: "Déjame que te la chupe", yo le diría: "Por favor déjame en paz". Me siento satisfecho aún sin haber eyaculado».

Si encuentras dificultades a la hora de controlar tu energía sexual yang, quizá necesites un poco de energía yin para calmarte y equilibrarte. Afortunadamente, hay muchas fuentes de energía yin a las que puedes recurrir, ya que el yin y el yang están presentes en toda la naturaleza, tanto en lo cósmico (cielo y tierra, con o en lo microcósmico (tu cuerpo). Como cada uno de nosotros tiene tanto yin como yang, puedes cultivar las cualidades yin dentro de ti, como la delicadeza, la bondad y el autorrespeto. (Para una exposición más completa de cómo cultivar estas cualidades y cómo tratar los desequilibrios emocionales, ver *Sistemas taoístas para transformar el estrés en vitalidad*, de Mantak Chia.) En tu entorno externo también puedes equilibrar tu energía comiendo alimentos yin, como productos vegetales o pescado, o absorbiéndola directamente de la tierra. Según el taoísmo (y muchas otras tradiciones), la tierra es femenina (es decir, yin). Los hombres pueden absorber energía yin de la tierra simplemente pasando tiempo en la naturaleza y cultivando la tierra, o pueden absorberla de forma más concentrada tomándola de la tierra cuando practican el ejercicio de la Aspiración en Frío descrita en el capítulo 3.

Ser Versátil

La mayoría de los gays son conscientes del potencial erótico de su próstata y de su ano (si no es tu caso, ver «Próstata» en el capítulo 2). Pero algunos menosprecian a los hombres que se ponen «debajo». Esta actitud no debe sorprendernos dada la connotación negativa que lleva asociado el que a uno «le follen» y la conexión existente en la sociedad occidental entre el poder y estar encima. Como mencionamos en el capítulo 5 en relación a las parejas heterosexuales, el taoísmo no ve a la persona que está encima como la dominante, sino como la que sana a su compañero o compañera. La persona que está encima (o la persona más activa) da más energía sexual (y curativa) a la persona que está debajo (o la persona más pasiva).

Según el Tao, todo lo que es activo también debe ser pasivo, y por

tanto se recomienda a los gays que sean versátiles y que hagan el
amor en ambas posiciones, «encima» y «debajo». Como explicó un
hombre multiorgásmico, los beneficios sexuales son obvios: «Un tipo
que haya estado tanto encima como debajo es un gran amante porque
sabe lo que es satisfacer a su compañero y recibir satisfacción. Si te
limitas a estar encima, sólo conoces una versión. Y lo mismo ocurre
si te limitas a estar debajo».

Estar debajo también supone una ventaja añadida: tu próstata será
masajeada durante el coito anal. Según Stephen T. Chang, autor del
libro *Tao of sexology*, los gays que generalmente se ponen debajo tienen muchos menos problemas de próstata que los que se ponen encima y los heterosexuales.[2] En cualquier caso, la mayoría de los hombres ya tienen sus preferencias y pueden no estar dispuestos a experimentar.

Si te gusta estar encima y no estás dispuesto a estar debajo, puedes seguir disfrutando de la estimulación anal y de ejercitar el músculo de tu esfínter anal. B. J. Santerre explica: «Cuando la gente piensa en la penetración, todo el mundo se imagina una gran miembro de
veinticinco centímetros o un consolador, pero también puede tratarse
simplemente de un pequeño dedo. Ser penetrado requiere cierta práctica, como todo lo demás. Tu compañero debe tomárselo con calma y
tú tienes que relajar esos músculos. No conseguirás que te penetren
el primer día. Y aunque no te guste ser penetrado, puedes jugar con
el ano. La estimulación de la parte externa del ano es muy importante porque fortalece los glúteos, que son esenciales para la circulación
de la energía sexual».

Vale la pena mencionar que los que se sitúan debajo pueden ser
activos y no necesariamente han de ser pasivos. Cuanto más ejercites
el músculo PC (ver capítulo 3) y el esfínter anal, tanto más podrás
masajear el pene de tu compañero, proporcionados placer a ambos. B.
J. Santerre continúa: «Si tienes el ano muy fuerte, vas a ser una compañía estupenda para tu amante. Vas a masajear su pene cuando te
penetre. No hace falta que estés totalmente pasivo esperando a que
eso ocurra. Puedes participar activamente contrayendo y relajando la
parte superior o la inferior. Puedes contraerla a toda prisa dos o tres
veces seguidas o puedes dejar que tu compañero entre un poco más y
entonces le sorprendes con una contracción».

Los hombres, gays o heterosexuales, que comienzan a experimentar la estimulación anal a veces sienten preocupación de que pueda desgarrarse la piel del ano o la del colon. En este caso, la solución más simple es utilizar suficiente lubricante y tener un compañero delicado. A otros gays les preocupa que el sexo anal frecuente debilite su esfínter anal. No hay pruebas que sugieran que esto suceda y, de hecho, el sexo anal puede fortalecer los músculos del ano. En cualquier caso, si estás preocupado o sientes que tus músculos anales están débiles, puedes realizar el ejercicio del esfínter que damos en el capítulo 9 para fortalecerlos.

Monogamia y Compañeros Múltiples

La era del SIDA ha favorecido una nueva ética monógama para los gays (al igual que para los heterosexuales). Suponiendo que utilizas las técnicas del sexo seguro, no hay nada intrínsecamente censurable en el hecho de tener muchos compañeros. En realidad, los textos taoístas instruían a los hombres heterosexuales sobre los beneficios de tener varias compañeras. Pero el hecho de tener muchos compañeros presenta un desafío: las prácticas expuestas en este libro requieren una profunda conexión de cuerpo, corazón, mente y espíritu que ya es suficientemente difícil de lograr con un único compañero. Según el Tao, una unión sexual profunda, gay o heterosexual, es mejor que muchas superficiales.

El anonimato que caracteriza buena parte del sexo occidental es diametralmente opuesto al tipo de conexión física, emocional y espiritual que el kung fu sexual favorece y requiere. Haya o no intercambio de fluidos, siempre intercambias energía. Por tanto elige a tu compañero (o compañeros) sabiamente.

Sexo Seguro

La mayoría de los gays son muy conscientes de la necesidad de seguridad en la práctica sexual y están bien informados sobre las técnicas específicas del sexo seguro, por lo que no entraremos a detallar este tema (si quieres informarte mejor de la ciencia y el arte de usar preservativos y otras peculiaridades sobre el sexo seguro, mira la sección llamada «Cuándo empezar: algunas palabras sobre sexo seguro» en el capítulo 5). Baste decir que recomendamos encarecidamente el sexo seguro y que, de hecho, el tipo de sexo no eyaculatorio recomendado por el Tao tiene beneficios evidentes porque reduce el intercambio de fluidos corporales.

La ausencia de eyaculación no sólo reduce el flujo hacia fuera, también reduce el flujo hacia dentro. Como mencionamos en el capítulo 5, cuando expulsas el semen, creas un vacío de baja presión que absorbe líquido o cualquier otra cosa que haya en el entorno, como bacterias y virus. Por tanto, cuando no eyaculas, corres un riesgo menor de absorber estos microorganismos (como puedes imaginar, esto es particularmente importante en el sexo anal, ya que, de forma natural, en el colon hay muchas bacterias).

Recuerda que aunque practiques kung fu sexual, en numerosas ocasiones una pequeña parte de tu semen se derramará, por lo que no debes renunciar a las precauciones del sexo seguro.

Sanación Sexual

La mayoría de la gente no comprende el potencial sanador de la sexualidad. Los taoístas siempre han reconocido que el sexo puede sanarnos o enfermarnos. La sexualidad genital que acaba en la eyaculación es costosa para el cuerpo. Como señala Joseph Kramer, acumulamos energía sexual vivificante en los genitales, pero en lugar de llevarla al corazón y al cerebro, donde puede empezar a curarnos, cerramos y apretamos los músculos del pecho y contenemos la respiración. Como no tiene dónde ir, esta energía se queda atascada en nuestros genitales, donde acaba acumulándose tanta que no puede ser contenida y se abre paso a través del pene cuando eyaculamos.

En el kung fu sexual, te quedas muy cerca del punto de No Retorno pudiendo incluso sentir las contracciones del orgasmo, pero no eyaculas. Lograrás hacer esto aprendiendo a controlar tu nivel de excitación por medio de las técnicas expuestas en el capítulo 3 y, lo que es más importante, retirando la energía de los genitales y haciéndola ascender por la columna hacia el resto del cuerpo.

Una vez acumulada la energía, otra posibilidad es intercambiarla con tu pareja. Este intercambio energético afecta profundamente a la salud y al bienestar de ambos miembros de la pareja y tiene lugar incluso a través de las paredes de látex que debemos situar entre nosotros. Únicamente nuestro aislamiento occidental y nuestro individualismo nos han llevado a creer equivocadamente que podemos implicarnos en un contacto sexual sin que se produzcan esta intimidad e interpenetración. Según la comprensión taoísta, la unión sexual significa «conexión», «intercambio», «comunión».

Desgraciadamente, en lugar de utilizar el criterio apropiado para el sexo, que es la salud, en Occidente hemos usado una medida moral. Este planteamiento nos ha llevado a evaluar el sexo siguiendo criterios tales como placer/dolor, o pureza/perversión, dependiendo de los gustos del censor. A lo largo de los siglos el sexo gay, junto con gran parte del resto de la sexualidad, incluyendo el cultivarse en solitario, ha sido definido como perverso, pecaminoso, enfermizo y antinatural. San Agustín y Santo Tomás llegaron a decir que toda sexualidad que no lleve a la procreación es antinatural.

Como los taoístas fueron capaces de ver que el sexo es una poderosa fuente de energía que sustenta nuestra vida corporal o *chi*, pudieron reconocer su importancia para la salud general del cuerpo, las emociones, la mente y el espíritu. Desde que empezó la década de los ochenta, se nos está recordando constante y trágicamente que el sexo puede producirnos enfermedades, pero en el frenesí de miedo producido, hemos olvidado que el sexo también puede sanarnos.

Por lo tanto, si estás viviendo con el VIH o el SIDA, el cultivo de la energía sexual es especialmente importante. Mucha gente que confronta enfermedades mortales pierde el apetito sexual, pero ese es el momento en el que la energía sexual es más necesaria. B. J. Santerre, que ha convivido con el VIH durante once años, explica: «La energía sexual es tan importante para el flujo energético corporal que no puedes permitirte no usarla. Despertar con una erección es un importante signo de vitalidad que muchos hombres enfermos ya no experimentan. Es una señal de que tu salud está mejorando».

Los hombres (y las mujeres) que padecen de SIDA o cualquier otra enfermedad de transmisión sexual, suelen tener otras dos resistencias adicionales a utilizar el poder curativo de la sexualidad: culpabilidad («Enfermé a través del sexo») y miedo («No quiero contagiar a otros»). Estos sentimientos son comprensibles pero están mal orientados. Asimismo, el hecho de haber contraído una enfermedad a través del contacto sexual no significa que no necesites el poder curativo de la sexualidad. La gente que enferma a través del aire o del alimento no deja de respirar o de comer. Si temes contagiar a otros, puede que te tranquilice saber que el sexo no eyaculatorio, como mencionamos antes, hace que el sexo seguro lo sea todavía más. Si a pesar de todo sigues sintiéndote preocupado, puedes recurrir a las prácticas de kung fu sexual en solitario descritas en los capítulos 2 y 3.

No hace falta añadir que, según el Tao, cuando enfrentas una enfermedad mortal o cualquier enfermedad sexual seria, conservar el semen es todavía más importante. Como explicó B. J. Santerre: «Todavía no tenemos una cura para el SIDA, pero sabemos que algunos mueren inmediatamente y otros viven mucho tiempo. Mientras tu cuerpo tenga que estar fabricando nuevo esperma, no va a producir glóbulos blancos».

Cuando utilices el kung fu sexual para ayudarte a sanar enfermedades serias, es esencial que des a tu cuerpo el tiempo necesario para «digerir» este aumento de energía. Esta es la explicación de un hombre multiorgásmico que superó un problema de salud serio: «La energía sexual es muy curativa, pero este proceso supone mucho trabajo para el cuerpo. Al principio puede incluso resultar muy incómoda. Los antiguos síntomas pueden volver». Mientras estés aprendiendo a trabajar con esta poderosa fuerza sanadora dentro de tu cuerpo debes practicar con lentitud. Además del kung fu sexual, también puedes beneficiarte de las demás artes curativas taoístas. (Ver apéndice.)

CAPÍTULO OCHO

Antes de Llamar al Fontanero

En algún momento de nuestra vida, la mayoría de nosotros experimentamos algún tipo de problema sexual. Quizá eyacules demasiado rápido con tu nueva pareja o tengas dificultades para conseguir una erección con una antigua. Es importante reconocer que estas frustraciones temporales simplemente reflejan las distintas estaciones de nuestra vida y de nuestras relaciones.

En Occidente, tendemos a quedarnos fijados en etiquetas superfluas como *eyaculación precoz* e *impotencia*, que dañan la autoestima del hombre y su capacidad de integrar los cambios que se producen en su vida sexual de manera simple, relajada y ligera. Muchas veces, el sentido del humor es el mejor antídoto para la seriedad con la que solemos tratar los «problemas sexuales». El mayor peligro, como Masters y Johnson y otros terapeutas sexuales han señalado, es el de quedarse atrapado en el ciclo de «miedo-fracaso-vergüenza-miedo», que hace que estos problemas de alcoba se prolonguen indefinidamente. Por tanto, aunque de momento no tengas ningún problema, es una buena idea que leas esta sección para saber qué puedes esperar y cómo tratar con estos incómodos invitados si alguna vez se presentan para aguarte la fiesta.

No Se Acaba hasta que Se Acaba: Finalizar con la Eyaculación Precoz

Según la sexualidad taoísta, la «eyaculación precoz» no existe. No lo decimos para dejar sin trabajo a los terapeutas y consejeros sexuales, o para negar que muchos hombres eyaculan demasiado rápido para satisfacer a sus parejas y a sí mismos. En realidad la cuestión es que, desde el punto de vista taoísta, la gran mayoría de los hombres son eyaculadores «precoces». Según el kung fu sexual debes poder elegir en qué momento quieres eyacular, por lo que cualquier eyaculación no deseada es prematura. Además, cuando la eyaculación ya no es el objetivo y puedes tener orgasmos sin eyacular, entonces, por definición, la mayoría de las eyaculaciones serán prematuras o al menos superfluas.

Por tanto, la cuestión no está en cronometrarte para ver si puedes resistir tantos minutos, sino en ver si tú y tu pareja estáis satisfechos con la duración de vuestra relación sexual. Si practicas los ejercicios del capítulo 3, aprenderás a posponer la eyaculación todo el tiempo que tú y tu pareja deseéis.

Si persisten las dificultades, o si te inquietan especialmente, quizá desees buscar ayuda profesional. Un terapeuta o consejero sexual te ayudará a descubrir si hay razones psicológicas más profundas a las que achacar la eyaculación precoz (por ejemplo, el miedo a «ser pillado», el miedo a perder la erección, etc.). Un profesional podrá facilitarte una serie de ejercicios con los que ir desarrollando tu confianza sexual. Como ejemplo, a continuación te ofrecemos una serie de ellos que te ayudarán a aumentar tu resistencia. Estos ejercicios se basan en la comprensión de que debes aprender a detectar, y finalmente a controlar, tu nivel de excitación.

APRENDER A CONTROLAR

Comienza haciendo que tu pareja te estimule manualmente; permanece centrado en las sensaciones de los genitales y en detenerte cuando te aproximes a la eyaculación. Cuando confíes en tu capacidad para detectar y posponer la eyaculación, puedes intentar hacer el amor con la mujer encima de ti para así poder permanecer centrado en tus sensaciones. Después puedes intentar hacer el amor en distintas posiciones y, para acabar, puedes intentar ir más despacio en lugar de detenerte del todo. Asimismo, evita estar encima ya que la sangre que la fuerza de la gravedad dirige hacia tu pene hará que te resulte más difícil mantener el control.

Por otra parte, es preferible estar con una pareja a la que conozcamos bien y con la que no nos sintamos presionados. Es muy positivo que tu pareja te anime y te ayude a tomar conciencia de tu nivel de excitación («Es genial», «Así, despacito», «Relájate»). Ella puede aprender a mover las caderas y el sacro para frotarte el pene en distintas direcciones mientras tú te quedas quieto. Si tu pareja puede aprender esta práctica, ambos experimentaréis altos niveles de placer sin eyacular.

Recuerda que casi todos los jóvenes eyaculan relativamente rápido y que a los hombres, a medida que se hacen mayores, les resulta más sencillo prolongar el coito. Asimismo, como probablemente ya habrás notado, cuanto más tiempo haya pasado desde la última vez que tuviste una relación sexual, más difícil te resultará controlar el impulso de eyacular. Por tanto, cuanto más practiques, más fácil será controlar la eyaculación. Como mencionamos en la última sección sobre sexo seguro, los preservativos ayudan a reducir parcialmente la sensibilidad del pene.

APRENDER SENSIBILIDAD SEXUAL

Muchos hombres piensan que tomar unas copas antes del coito les distrae de sus sensaciones placenteras y les ayuda a retrasar la eyaculación. Un hombre multiorgásmico lo recuerda así: «Una de las cosas que yo solía hacer, y creo que muchos hombres hacen, era tomar unas copas antes de ir a la cama, con lo que perdía conexión con mis genitales y podía hacer el amor durante más tiempo porque estaba borracho; no estaba realmente allí. Pero solía ser muy frustrante porque acababa eyaculando de todas formas». Puede parecer que la eyaculación precoz es el resultado de un exceso de sensibilidad genital, pero en realidad es el resultado de la falta de sensibilidad. El alcohol es un anestésico y por tanto adormece la sensación, y aunque pueda disminuir la excitación, también disminuye tu control sobre ella. La clave para desarrollar un control real y duradero es más sensibilidad, no menos. Por eso tampoco funciona distraerse pensando en otra cosa. Además, es mucho más difícil permanecer consciente de las necesidades de tu compañera si estás borracho o pensando en los resultados deportivos.

El alcohol también puede ser la causa del otro gran problema sexual: la impotencia o incapacidad de lograr la erección. La marihuana, usada con regularidad, también es causa de impedimentos sexuales serios: se ha detectado que su uso diario disminuye el nivel de andrógenos, que son los responsables directos del impulso sexual. Esto puede hacer que disminuya el interés por el sexo, dificultando la erección. Otros estudios han demostrado que el uso repetido de la marihuana puede disminuir la cantidad de esperma. Por otra parte, los orgasmos múltiples y el coito prolongado son responsables de un aumento en el nivel de endorfinas, la droga del placer que nuestro cuerpo produce de forma natural. Vas a estar mucho mejor si dejas los lubricantes sociales y eliges los lubricantes sexuales. Además, las endorfinas no producen dependencia.

Encantar la Serpiente: Superar la Impotencia

El emperador amarillo dijo: «Quiero hacer el amor pero el pene no se me levanta. Me siento tan avergonzado que fluyen de mí perlas de sudor. Dentro de mi corazón hay anhelo de hacer el amor, y deseo que mis manos pudieran ayudarme. ¿Qué puedo hacer? Quiero escuchar el Tao». Su Nü replicó: «Majestad, vuestro problema es común a todos los hombres».[1]

En algún momento de su vida sexual, todos los hombres viven la experiencia de no poder alcanzar la erección o de perder la que tienen. Nuestra maquinaria biológica es tan compleja que no es infalible, pero en la mayoría de los casos no hay mucho de qué preocuparse. Las tensiones físicas (cansancio, un resfriado, intoxicación) o las emocionales (adaptarse a una nueva compañera, el miedo *escénico*, las tensiones presentes en la relación) pueden hacer que el pene no se ponga erecto o se encoja en un momento inoportuno. En estos momentos difíciles, es importante recordar que lo mejor es tomar las cosas como vienen, hacer uso del sentido del humor y no culparse ni

EJERCICIO 14

ENTRADA SUAVE

1. Tu pareja debe estar muy lubricada y debes complacerla hasta sentir que produce fluidos. Si es necesario, puedes usar lubricante en tu pene, en su vagina, o en ambos.
2. Generalmente resulta más sencillo que te quedes encima para que la gravedad te ayude a llevar la sangre hacia el pene y puedas tener más libertad de movimiento.
3. Haz un círculo con los dedos índice y el pulgar formando un anillo alrededor del pene y presiona levemente para empujar la sangre hacia el cuerpo del pene y hacia el glande.
4. Introduce cuidadosamente el pene dentro de tu compañera y comienza a hacer movimientos de penetración, manteniendo el anillo con los dedos alrededor de la base del pene.
5. Centra la atención en la sangre y en la energía sexual que llena tu pene y concéntrate en las sensaciones que sientes en él. Aprieta el perineo y los glúteos para dirigir la sangre hacia los genitales.
6. Tu pareja puede estimularte jugando con los testículos, el perineo y el ano.
7. Ajusta la presión del anillo de tus dedos para mantener el pene irrigado mientras penetras y después retíralos cuando el pene esté erecto y pueda seguir con los movimientos.
8. Vuelve a aplicar el anillo con los dedos si la erección cede (aunque generalmente no necesitarás hacerlo).

culpar a la pareja. Esto no significa que seas menos hombre o que tu pareja sea menos mujer. La primera sugerencia de Su Nü al emperador amarillo fue que se relajase e intentara armonizarse con su compañera.

ENTRA SUAVE, SAL FUERTE

Reconociendo que todos los hombres experimentan impotencia en algún momento, los taoístas desarrollaron una técnica infalible a la que llamaron «Entrada Suave». Se dieron cuenta de que un hombre podía *ayudarse con las manos*, tal como el emperador amarillo había deseado. Con esta técnica y con la colaboración de tu pareja, podrás penetrarla aunque tengas el pene completamente flácido. Una vez que estés dentro de ella, la calidez y las sensaciones que te produce hacer el amor te permitirán tener una erección enseguida. La técnica de Entrada Suave acaba con la creencia de que el hombre debe tener una erección de acero antes del coito y constituye una técnica útil a incluir en el repertorio sexual de cualquier hombre. Saber que dominas esta técnica y que puedes utilizarla cuando sea necesario te dará más confianza en esas situaciones extrañas, aunque comunes, en las que al pene le cuesta levantarse.

CAUSAS DE PREOCUPACIÓN

Si tiendes a tener problemas de erección cada vez que haces el amor, tal vez te encuentres entre ese alto porcentaje de hombres que tienen un problema serio con este asunto. En primer lugar asegúrate de que puedes descartar las causas fisiológicas. Entre otras cosas, la impotencia puede estar causada por: la diabetes, las operaciones de próstata, el endurecimiento de las arterias, el alcoholismo, las lesiones de la médula espinal y los problemas de espalda. Cierta medicación, como tranquilizantes, antidepresivos y antihipertensivos (usados para tratar la presión sanguínea alta) pueden ser también sus causantes. En los años cincuenta se pensaba que sólo unos pocos casos de impotencia (el 10 por ciento) eran debidos a causas orgánicas, pero actualmente la mayoría de los urólogos creen que aproximadamente la mitad de los casos, o más en el caso de pacientes mayores, tienen una base biológica.[2] (Recuerda que los urólogos tienen interés en que los casos tengan una base biológica, ya que son los casos que ellos tratan y los que les permiten percibir sus ingresos.) Para ver si este es tu caso, puedes realizarte un pequeño autodiagnóstico.

Por la noche, mientras duermen, la mayoría de los hombres tienen al menos una o dos erecciones, que suelen durar una media hora cada una. En primer lugar intenta recordar si durante las últimas dos semanas te has despertado con una erección mediana o fuerte. Si es así, lo más probable es que no tengas un problema fisiológico. Pero si no puedes recordar, puedes hacer una pequeña prueba sin salir de casa. Antes de dormir, humedece una tira de sellos de correos y rodéate con ellos la base del pene, que estará relajado. Si al despertar el anillo está roto, eres capaz de tener erecciones a nivel físico. Si el anillo no se rompe y no puedes alcanzar una erección en el cultivo solitario deberías visitar al médico.[3]

En cualquier caso, debes recordar que los problemas orgánicos no te impiden practicar el kung fu sexual, De la misma forma que el orgasmo y la eyaculación están separados, también lo están la erección y el orgasmo. Hartman y Fithian cuentan la historia de una pareja mayor que había tenido una vida sexual muy plena durante todo su matrimonio a pesar de que el hombre era completamente impotente debido a la diabetes. Practicaban el sexo oral y manual, y ambos eran multiorgásmicos. Cuando aprendas a expandir los orgasmos por todo el cuerpo, las erecciones y los orgasmos genitales ya no serán el alfa y el omega de tu vida sexual.

CONSEGUIR LA ERECCIÓN

Quizá debido a que nuestro modelo de sexualidad masculina se basa en las experiencias de los muchachos de dieciocho años, que suelen tener erecciones frecuentes y rápidas, pensamos en términos de tener una erección completa o no, de tenerla dura o no. En realidad, nuestros penes atraviesan varios estadios antes de ponerse erectos. Como mencionamos en el capítulo 2, los taoístas se dieron cuenta de que en realidad hay cuatro estadios de erección diferentes, cuatro logros o *realizaciones*, como ellos les llaman: firmeza (también llamado *elongación*), dilatación, dureza y calor.

Los problemas de erección habitualmente tienen una razón mecánica: no recibir suficiente estimulación en los genitales. La mayoría de los hombres necesitan que se les toque el pene directamente, que se les frote o masajee para que se les ponga duro; esta necesidad de estimulación aumenta con la edad. Como las mujeres suelen preferir que se las trate con suavidad y se las toque con círculos cada vez más pequeños, piensan que a los hombres les gusta recibir el mismo trato, pero la mayoría de ellos prefieren una estimulación rápida y directa (no olvidemos que este es el tipo de masturbación que utilizan una gran mayoría).

Tu pareja debe asumir un papel muy activo y estimularte directamente los genitales con las manos y la boca. Dile lo que necesitas y cómo te sientes. También debes estar dispuesto a usar las manos para ayudarte a conseguir o a mantener la erección.

Sin embargo, algunos hombres declaran que si se les presta demasiada atención a ellos y a sus genitales se sienten excesivamente presionados para conseguir la erección. Quizá os pueda ayudar el hecho de reconocer que los penes blandos tienen tantas terminaciones nerviosas como los penes duros y pueden proporcionar mucho placer. Ciertos toques, especialmente en los testículos, pueden producir sensaciones muy placenteras aunque no desemboquen en una erección. Dile a tu compañera que puede darte placer aunque no tengas una erección inmediatamente. Si descubres que centrarte en los genitales sólo te produce ansiedad, centra la atención en tu compañera; esta fue la segunda sugerencia de Su Nü al emperador. Dejar de lado su propia erección y centrarse en el placer femenino puede resultar muy excitante para un hombre.

LA SABIDURÍA DEL PENE

El proceso de la erección depende tanto de factores físicos como psicológicos. Si asumimos que tu aparato funciona y que obtienes la suficiente estimulación directa, debes considerar la posibilidad de que el problema esté relacionado con la ansiedad, la culpabilidad, el miedo, el estrés, u otros factores psicológicos. Si la impotencia es ocasional, puede provenir de lo que Bernie Zilbergeld llama muy apropiadamente «la sabiduría del pene», que le recuerda a tu cerebro que no quieres tener un contacto sexual en ese momento. Suponemos que la erección debe ser algo tan automático como la producción de saliva y que los «verdaderos» hombres deben estar predispuestos a la relación sexual en todo momento, pero estas creencias no son ciertas. Por tanto, lo primero que querrás hacer es tener una conversación franca entre tu corazón y tus genitales, y decidir si estás haciendo lo que realmente deseas hacer. Si la respuesta es «no», explícaselo a tu compañera y/o sugiere un momento más apropiado.

Si la respuesta es «sí» pero sigues con el problema de erección, puedes buscar ayuda terapéutica o psicológica. Habida cuenta de toda la desinformación y el revuelo que rodean al pene masculino y a la sexualidad masculina en general, no debe sorprendernos que la mayoría de los hombres consideren la sexualidad como si fuera un espectáculo público. Cuanto más puedas evitar fijarte en cómo lo has hecho, en cuánto tiempo has durado y qué grado de satisfacción has dado a tu pareja y puedas centrarte en el placer que ambos estáis sintiendo, tanto mejor será tu erección. Como señala Bernie Zilbergeld:

«A los hombres les ayuda saber que a la mayoría de las mujeres les importa menos la actuación de su compañero que su reacción a la actuación misma y a la mujer. Las mujeres tienden a sentirse más incómodas con las reacciones negativas del hombre (ira, culpabilidad, excusas constantes, retirada) que con el problema mismo».

AGOTAMIENTO FÍSICO

Según los médicos taoístas, los problemas de erección no sólo están causados por cuestiones fisiológicas o psicológicas, también pueden estar producidos por problemas energéticos, en concreto por falta de energía sexual. La dificultad para conseguir o mantener la erección debe ser entendida como consecuencia del cansancio masculino a nivel físico y sexual. Muchos hombres mayores que no han conservado su semilla sufren este problema. La cura para la impotencia reside en cultivar la energía sexual y evitar la eyaculación a toda costa. Como mencionamos en el capítulo 5, el hombre es generalmente más yang que yin. A medida que se excita se hace cada vez más yang, pero después de eyacular se convierte en yin. Los hombres que tienen problemas de erección deben hacerse más yang y por tanto deben evitar la eyaculación con más determinación que el resto.

MASAJE DE TESTÍCULOS

Los taoístas también han desarrollado algunos ejercicios para generar energía sexual. El coito (utilizando la Entrada Suave si era necesario) y la Gran Aspiración eran los métodos de cultivo a dúo habitualmente recomendados. Pero, además, había una serie de ejercicios de cultivo solitario que ayudaban al hombre a recuperar su energía sexual. Según los taoístas, la energía sexual depende de tres cosas: la abundancia de hormonas sexuales, la fuerza de los riñones y la circulación de energía bioeléctrica o *chi*. La medicina occidental ha confirmado que la testosterona, una hormona sexual, se produce en los testículos y los taoístas creen que puedes aumentar su producción utilizando el ejercicio de masaje de testículos. Este ejercicio es excelente para fortalecer la energía sexual general y también para aliviar cualquier presión que puedas sentir después de hacer el amor. Al masajear los testículos, favoreces la circulación de la sangre en ellos y por tanto su salud.

EJERCICIO 15

MASAJE DE TESTÍCULOS

1. Frótate las manos para calentarlas.
2. Toma uno de los testículos entre el pulgar y el índice de ambas manos (ver figura 36). (Los testículos deben darte la sensación de pequeños albaricoques entre los dedos.)
3. Masajéate los testículos con los pulgares y los índices, suavemente pero con firmeza, durante uno o dos minutos. Si te duelen o están sensibles, frótalos más ligeramente pero durante más tiempo, hasta que desaparezca el dolor. El dolor está causado por algún bloqueo y el masaje te ayudará a llevar sangre y energía sexual a esa área, con lo que el bloqueo se disolverá.
4. Eleva el pene con la mano para separarlo de los testículos y golpéalos suavemente con el dedo corazón durante un minuto o dos (ver figura 37). Esto da vigor a los testículos y aumenta la producción de esperma.
5. Finalmente, sostén el pene y el escroto con el pulgar y el índice (ver figura 38). Después empújalos ligeramente hacia adelante con la mano mientras tiras hacia atrás con los músculos pélvicos. Después repite el movimiento, tirando hacia la derecha con la mano y hacia la izquierda con los músculos pélvicos. Luego tira hacia la izquierda con la mano y hacia la derecha con los músculos pélvicos. Acaba tirando con la mano hacia abajo y con los músculos pélvicos hacia arriba. Haz este ejercicio nueve, dieciocho o treinta y seis veces: mantendrá sanos los conductos espermáticos.

EL PLANTEAMIENTO INTEGRAL

Los taoístas veían las enfermedades, incluyendo la impotencia, como una expresión de la salud corporal total. Reconocían que el pene era una parte del problema, pero la mala circulación, la respiración superficial y una dieta insana podían empeorar la situación. Fumar es especialmente malo para la circulación porque hace que los vasos sanguíneos y las arterias se contraigan, y además dificulta la respiración. El alcohol y la cafeína también agotan el cuerpo y deben ser evitados cuando estés tratando de fortalecer tu energía sexual. Un problema de erección debe ser tratado en todo el cuerpo, fortaleciendo la energía sexual y manteniendo el nivel de salud adecuado.

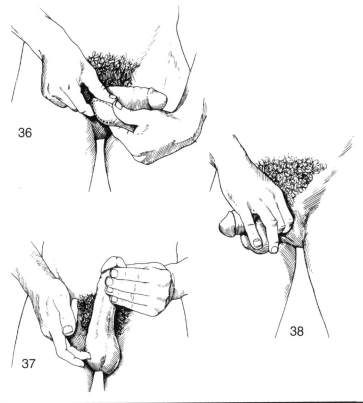

36

38

37

FIGURAS 36-38. MASAJE DE TESTÍCULOS
GOLPEAR LIGERAMENTE LOS TESTÍCULOS
ESTIRAR LOS TENDONES DEL PENE Y DE LOS TESTÍCULOS

Por Favor, Doctor, ¿Podría Hacérmela un Poco Más Grande?: Alargar el Pene

Cualquier hombre que haya estado en un vestuario sabe que existen diferencias en las formas y tamaños de los penes masculinos. Pero estas diferencias tienen muy poco que ver con el placer que las mujeres experimentan durante el coito, especialmente si el hombre practica el kung fu sexual. En palabras de Su Nü, «evidentemente, hay diferencias en la dotación física. Las diferencias físicas, grande o pequeño, largo o corto, son una cuestión de apariencia externa. Derivar placer del coito sexual es una cuestión de emoción interna. Si en primer lugar lo rodeas de amor y respeto y lo aprietas con verdadero sentimiento, entonces, ¿qué relevancia tiene que sea grande o pequeño, largo o corto?»

A pesar de estas y otras afirmaciones, muchos hombres siguen preocupados por el tamaño de su pene y unos cuantos se someten a operaciones para aumentarlo. Los nuevos procedimientos quirúrgicos prolongan el pene cortando el ligamento suspensorio que conecta su base con el hueso púbico (ver figura 39). Además de alargarse el pene, los hombres también pueden «hacerlo más grueso» inyectándose en el cuerpo del pene grasa liposuccionada de los muslos, la zona púbica o las caderas.[4]

SI NO ESTÁ ROTO, NO LO ARREGLES

¿Qué hombre no querría tener unos centímetros más? Pero antes de salir corriendo a recibir tratamiento quirúrgico, debes saber que existen riesgos serios. Según un artículo publicado en el *San Francisco Chronicle*, la operación de estiramiento del pene puede producir daños en los nervios y una disminución de las sensaciones, impotencia, niveles de erección menores, prominencias en la piel, cicatrices, infecciones y gangrena. La operación para hacerlo más grueso también conlleva sus riesgos: puede causar una embolia cardíaca o cerebral debida a la grasa liberada durante la liposucción, la muerte de ciertos tejidos porque el exceso de grasa en el pene produce una reducción en el suministro de sangre, o que el pene quede ladeado o deforme.

El artículo describe la experiencia de un mecánico de treinta y cinco años que sufrió una serie de complicaciones tras la operación, entre las que se incluía una «protuberancia grotesca» en la base del pene. Asimismo, tuvo el pene de color negro y morado durante varias semanas: «Pensé que se me iba a caer. Pensé que se iba a quedar deforme para toda la vida». Finalmente llevó su «nuevo» pene a un urólogo que le aplicó cirugía estética. El Dr. C. Eugene Carlton, presidente de la Asociación Americana de Urología, afirma haber sido informado de docenas de infecciones serias y de algunos casos de impotencia. Él mismo tuvo que tratar a un hombre con una infección tan grave que necesitó injertos para reemplazar la mitad de la piel de su pene.

Aunque dejemos de lado los riesgos médicos y las historias de horror, según el Tao, las operaciones de elongación del pene van por

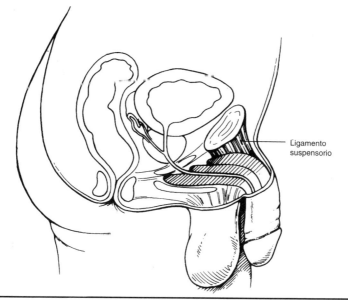

Ligamento
suspensorio

FIGURA 39. EL LIGAMENTO SUSPENSORIO QUE CONECTA LA BASE DEL PENE CON EL HUESO PÚBICO

el camino equivocado. La *fuerza* de una erección es mucho más importante que su *tamaño*. Una vez que los ligamentos suspensorios han sido cortados, los hombres suelen tener un ángulo de erección menor y el aumento de grasa añade diámetro al pene, pero no fuerza. Para tener una erección se necesita sangre y energía sexual. Si el pene es demasiado largo y no tiene la suficiente sangre ni energía sexual tendrá dificultades para ponerse duro. Según Su Nü: «Largo y grande pero débil y blando no puede compararse con pequeño y corto pero firme y duro».

EN EL VESTUARIO

En realidad, a los hombres les preocupa más el tamaño de su pene en el vestuario que en el dormitorio. Por eso merece la pena recordar que los penes flácidos varían más de tamaño que los penes erectos. Los penes que parecen pequeños en el vestuario aumentan más en el dormitorio que los grandes. Además, dado el ángulo desde el que contemplamos nuestro propio pene, nos parece más pequeño que a los demás, un cruel y maravilloso chiste que es causa de muchos

EL HOMBRE MULTIORGÁSMICO

ALARGAR EL PENE

1. Inspira a través de la nariz hasta la garganta y después traga la burbuja de aire presionándola hacia abajo, hacia el estómago. (No debe quedarse en el pecho.)
2. Imagina que esta respiración es como una bola de energía, de *chi*, que quieres empujar hacia abajo, desde el estómago pasando por la pelvis hasta que salga por el pene. Esta visualización te ayuda a llevar más energía al pene.
3. Después de llevar la bola de energía hasta el pene, usa los tres dedos medios de la mano izquierda para presionar el punto del Millón de Dólares entre el ano y el escroto. Esto encerrará la energía en el pene.
4. Respira con normalidad mientras mantienes los dedos en el punto del Millón de Dólares. Y, al mismo tiempo, comienza a realizar los siguientes estiramientos.
5. Con la mano derecha, toma el pene y comienza a estirarlo hacia adelante rítmicamente, alejándolo del cuerpo. Estira de seis a nueve veces. Después estira hacia la derecha de seis a nueve veces y más tarde hacia la izquierda, también de seis a nueve veces. Finalmente estira hacia abajo de seis a nueve veces.
6. Utiliza el pulgar para frotarte el glande. Frótalo hasta que el pene se ponga erecto. Si no se pone erecto, estira un poco más mientras frotas, hasta que consigas la erección.
7. Agarra el cuerpo del pene, haz un círculo en la base del pene con el pulgar y el índice y estira hacia adelante un par de centímetros. Esto lleva la energía hacia el glande. Repítelo nueve veces.
8. Estira el pene hacia la derecha con la mano derecha y hazlo rotar en pequeños círculos. Hazlo de seis a nueve veces en un sentido y después en el otro, manteniendo la presión hacia fuera. Repítelo, tirando hacia la izquierda y haciendo de seis a nueve pequeños círculos en un sentido y después en el otro.
9. Este es el estiramiento final: golpea suavemente el pene erecto con la parte interna del muslo derecho, recordando que después debes tirar hacia fuera. Hazlo de seis a nueve veces y después repite el movimiento con el muslo izquierdo.
10. Después de completar estos estiramientos, sumerge el pene en agua caliente durante un minuto. Esto le ayudará a absorber la energía cálida (yang) y a expandirse.

complejos de inferioridad. Mírate el pene directamente y después míralo en el espejo: ¡sorpresa!, has ganado unos centímetros. La mayoría de los hombres sienten que los demás hombres tienen el miembro más grande de lo que lo tienen en realidad; en parte esto es debido al ángulo de observación y en parte también se debe a que desconocen los hechos que hemos apuntado. El urólogo Claudio Teloken, tras inyectar a 150 hombres un fármaco para provocar la erección y medir el tamaño del pene desde el hueso púbico hasta el glande, concluyó que la medida «media» del pene masculino en erección es de catorce centímetros. En contra de la creencia popular, ni la raza ni el tipo de cuerpo marcan una diferencia significativa, y el tamaño del pene no tiene nada que ver con la sensibilidad sexual.

Si el tamaño de tu pene sigue siendo un motivo de preocupación para ti, hay un ejercicio taoísta para alargar el pene que merece la pena probar antes de asumir el coste y el riesgo de una intervención quirúrgica. Está basado en ejercicios de estiramiento de este miembro. Apenas hay confirmaciones científicas de la efectividad de este ejercicio, pero Alan y Donna Brauer informan de que 110 hombres que se sometieron a un programa basado en estos ejercicios declararon haber experimentado aumentos permanentes en el tamaño de sus penes de entre 0,5 y 2,5 centímetros.[5] Está claro que la falta de uso contribuye al acortamiento del pene (que literalmente se retrae dentro del cuerpo) por lo que es razonable pensar que su uso frecuente debe provocar una ligera elongación.

Sin duda habrás notado que se encoge cuando nadas en agua fría. La razón por la que esto ocurre y por la que es posible cierto aumento, es que el pene se retrae de cinco a diez centímetros hacia el cuerpo. Estos centímetros adicionales se mantienen en su sitio gracias al ligamento suspensorio que los cirujanos cortan en la operación de estiramiento del pene. Es probable que la actividad sexual y la erección frecuente hagan que este ligamento se estire, permitiendo que la parte oculta del pene sobresalga ligeramente hacia fuera.

Se ha comprobado que el ejercicio de estiramiento del pene ha producido elongaciones de hasta dos centímetros y medio en un periodo de uno a dos meses, pero esto depende de la estructura corporal, de la salud y de la edad del individuo. Es más probable que este ejercicio funcione mejor para los jóvenes, cuyos cuerpos todavía son elásticos, ya que la mala circulación sanguínea dificulta el estiramiento. Puedes determinar tu progreso midiendo el pene erecto antes de empezar la práctica y a lo largo de ella (ten cuidado de medir desde el hueso púbico hasta la punta del pene y de que la erección esté en un ángulo de noventa grados con el cuerpo). Con este ejercicio podrás lograr más o menos estiramiento, pero en cualquier caso masajeará y energetizará todo el sistema urogenital, incluyendo la próstata.

EN EL DORMITORIO

Si te preocupa más el dormitorio que el vestuario, puedes hacer por tu compañera algo mucho mejor que someterte a una operación e incluso que realizar los ejercicios de estiramiento: excítala completamente antes de penetrarla. Si la vagina está muy irrigada, tu pene le parecerá más grande. Como mencionamos anteriormente, las mujeres generalmente experimentan la mayoría de sus sensaciones en el clítoris y en los primeros centímetros de la vagina, lo que significa que incluso los hombres con penes pequeños tienen acceso a sus puntos sensibles. Los ajustes de posición descritos en el capítulo 5 ayudarán a cualquier pareja a acomodar genitales de distintos tamaños.

Algunas parejas se encuentran con el problema contrario: el pene del hombre es demasiado grande para su compañera. Aunque la vagina femenina puede dilatarse considerablemente, si ambas personas son poco *compatibles* el desequilibrio puede resultar doloroso. Una solución posible es atar un pañuelo o un cordón de zapato en la base del pene al nivel de profundidad deseado. Esta práctica supone el beneficio añadido de agrandar el glande masculino, lo que puede aumentar el placer para ambos. De la misma forma que debes permitir que el tamaño del pene se reduzca cada veinte minutos para que pueda fluir la sangre, también debes asegurarte de retirar el pañuelo o cualquier otro nudo para que la sangre no se estanque. Si la mujer permanece encima del hombre podrá controlar la profundidad de la penetración para que el coito no le resulte doloroso.

Merece la pena repetir que *si practicas el kung fu sexual, tus deseos y los de tu compañera estarán tan satisfechos que la preocupación por el tamaño de tu pene se desvanecerá y sólo será un lejano recuerdo.* Te preguntarás cómo has podido dedicar tanta energía mental a algo que es tan insignificante como tener las orejas grandes o pequeñas. En palabras de la sabia y experimentada Nu Sü, «cuando dos corazones están en armonía y la energía fluye libremente por todo el cuerpo, entonces lo corto y pequeño se convierte de manera natural en grande y largo; lo suave y débil se convierte de manera natural en firme y fuerte».

¿Cuánto Esperma Necesita un Hombre? Aumentar la Cantidad

Según las investigaciones del endocrinólogo danés Niels Skakkebaek, la cantidad de esperma en los hombres de veintiún países ha descendido dramáticamente en los últimos cincuenta años, descenso que en algunos casos llega hasta el 50 por ciento. La razón de esta reducción tan pronunciada todavía está siendo debatida, pudiendo ser achacada a diversas causas, desde la ropa interior demasiado apretada hasta los polucionantes químicos. En un informe sobre los peligros medioambientales, que parecen tener al menos parte de la culpa, el investigador de la Universidad de Florida, Louis Guillette, dijo a una comisión del Congreso Americano: «Cada hombre que hay en esta sala es la mitad de hombre que su abuelo».[6]

La baja concentración de esperma es una de las principales razones por las que algunas parejas tienen problemas a la hora de concebir. Dada la drástica reducción de la cantidad de semen, no debe sorprendernos que la infertilidad sea un problema en auge en todo el mundo. La Organización Mundial de la Salud ha declarado que una de cada diez parejas es estéril en contra de su voluntad. Y, en los Estados Unidos, esa proporción sufre un aumento escalofriante: una de cada seis parejas no es fértil, el doble que hace diez años. Merece la pena señalar que la *infertilidad* es un diagnóstico vago e impreciso y, como la *impotencia*, tiende a convertirse en un estigma. En concreto, se extiende un diagnóstico de infertilidad cuando pasado cierto tiempo (normalmente un año practicando el coito sin protección), no se produce la concepción. Según un libro de texto médico: «El embarazo es la única prueba irrefutable de la capacidad del esperma para fecundar». Es decir, el diagnóstico es que eres no eres fértil hasta que se produce la concepción. ¡Culpable hasta que pruebes tu inocencia! Pero aunque tengas una baja concentración de esperma, puedes ser capaz de fecundar.

Los problemas de ovulación también son una importante causa de la infertilidad, porque si no hay óvulo que fecundar, no va a importar cuánto esperma tengas. Sin embargo, si hay un óvulo, cuanto más semen tengas, más probabilidades tendrás de dejar a tu compañera embarazada, porque, aunque sólo sea un espermatozoide el que se une al óvulo, todo el esperma trabaja conjuntamente para atravesar el útero y las trompas de Falopio, y poder fertilizarlo.

Si tienes poco esperma, te aliviará saber que los ejercicios de kung fu sexual pueden ayudarte a aumentar la cantidad. Lo más importante que puedes hacer para aumentar el volumen, la concentración y la cantidad de esperma es practicar el sexo sin eyaculación. Según las investigaciones médicas occidentales, cada día que no eyaculas el esperma aumenta en una cantidad de 50 a 90 millones de espermatozoides.[7]

Además de almacenar el esperma, puedes ayudar a tus testículos a producir más si los frotas, masajeas y golpeas suavemente. Cuando nuestros testículos podían balancearse libremente (antes de que existiera la ropa interior y los pantalones apretados), se frotaban uno con otro y con los muslos de manera natural, pero como ahora estamos sentados gran parte del día y no nos dedicamos a correr por el bosque desnudos, debemos ayudarlos. Ponte de pie con unos pantalones flojos y comienza a mover los testículos hacia arriba y hacia abajo. Después balancea la región lumbar y el sacro de izquierda a derecha, hacia delante y hacia atrás (esto ayudará a llevar sangre al área genital). El masaje de testículos descrito anteriormente en este mismo capítulo también es muy efectivo, en especial el paso 4, que consiste en golpeárselos suavemente.

¿Mi qué? Prevenir y Aliviar los Problemas de Próstata

Muchos hombres oyen hablar por primera vez de su próstata cuando les diagnostican algún problema en ella, como una infección, un aumento de tamaño o un cáncer. Se diagnostica cáncer de próstata casi a uno de cada diez hombres; es una dolencia tan común que los médicos dan por sentado que si un hombre vive el tiempo suficiente, acabará contrayéndola. Pero, según los taoístas, no es una enfermedad inevitable y el kung fu sexual ayuda a mantener esta glándula sana.

Dos de los ejercicios descritos en el capítulo 3 (Detener la Corriente y Fortalecer el Músculo PC) ayudan a fortalecer el músculo PC que rodea la próstata. Si aprietas ese músculo puedes mantener la próstata sana. Como mencionamos en el capítulo 3, el músculo pubococcígeo es una banda muscular que se extiende entre el hueso púbico («pubo») y el cóccix o coxis («coccígeo»). Debes tener cuidado de apretar con suavidad, pues si lo haces demasiado fuerte tal vez te tenses demasiado y no puedas respirar correctamente. Puedes hacer estos ejercicios todos los días y con toda la frecuencia que desees. Recuerda que, como en el caso de cualquier otro ejercicio, al principio sentirás un poco de dolor si practicas intensamente. Según el Tao, la próstata está estrechamente comunicada con el hipotálamo, por lo que si aprietas de forma correcta sentirás una sensación en el cerebro.

Además de realizar los ejercicios, también puedes masajearte la próstata directamente, que es lo que el médico hace cuando tienes una infección en ella. El médico te la masajea a través del ano y eso es algo que tú también puedes hacer, como explicamos en el capítulo 2. También puedes masajeártela presionando en el punto del Millón de Dólares y haciendo pequeños círculos, primero en un sentido y luego en el otro (ver ejercicio de masaje pélvico en el capítulo 3). El ejercicio de la Gran Aspiración también te ayudará a mantenerla sana. Si tienes problemas de próstata, asegúrate de utilizar el Bloqueo Dactilar cuando eyacules.

Un hombre multiorgásmico explica su experiencia con el dolor de próstata antes y después de practicar el kung fu sexual: «Solía tener serios problemas de próstata que comenzaron en la adolescencia. Varias veces al mes experimentaba unos dolores muy agudos en esa zona que duraban varios minutos. En una ocasión sentía tanto dolor que un amigo me dijo que tenía la cara verde. Los médicos me recomendaron que eyaculara regularmente para aliviar la presión sobre la próstata. Esto me ayudó algo, pero siempre supe que derramar el semen era un gran desperdicio de energía. Cerca ya de los treinta años descubrí el kung fu sexual y a las pocas semanas de practicar las contracciones del músculo PC, los masajes de próstata y de testículos, la Gran Aspiración y el Bloqueo Dactilar, mis problemas prácticamente desaparecieron. Actualmente, hace ya años que no siento dolores de próstata y aunque al principio se me hinchó un poco al dejar de

AYUDAR A TU PRÓSTATA

1. Espira completamente, contrayendo al mismo tiempo el perineo y el ano.
2. Inspira, y al espirar visualiza la próstata, que está justo encima del perineo, y contrae el músculo PC que la rodea.
3. Inspira y relájate.
4. Repite este ejercicio nueve o dieciocho veces.

eyacular, la situación mejoró poco a poco. Dado el número de hombres que sufren problemas de próstata, estas técnicas son poco menos que milagrosas si funcionan para otros tan bien como para mí».

El Sexo No Es como la Pizza: Sanar los Traumas Sexuales

Este es un chiste atribuido a Yogi Berra, entrenador del equipo de béisbol de los Yankees: «El sexo es como la pizza. Cuando es bueno, es *muy* bueno. Y cuando es malo, *sigue siendo* bastante bueno». Desgraciadamente el sexo no es como la pizza, como muchos hombres que han tenido experiencias sexuales negativas pueden testificar. Estas experiencias sexuales negativas pueden quedarse grabadas en nuestra libido y volver en momentos de intimidad años después.

El sexo consensual a veces puede hacernos daño, pero el sexo coercitivo casi siempre es dañino. A lo largo de los últimos años los casos declarados de abuso, acoso o asalto sexual han aumentado enormemente. Nuestra voluntad de afrontar estos temas previamente considerados tabú es un avance social extremadamente importante. Comprensiblemente, las sorprendentes (y rebatidas) estadísticas que señalan la predominancia de estas enfermedades sociales han dado como resultado un deseo cada vez mayor de definir exactamente qué es el sexo consensual. Casi toda la atención de los medios está centrada en el abuso sexual sobre mujeres, pero los hombres también pueden ser víctimas del sexo explotador. Y tanto a hombres como a mujeres les puede ir mal en el sexo consensual.

EJERCICIO 18

MEDITACIÓN DEL CONTACTO

1. Sentaos uno frente al otro con las piernas cruzadas o sobre los talones. Las luces deben por tenues; es preferible usar velas.
2. Usando ambas manos, comienza a tocarte el cuerpo de la cabeza hacia los pies. (Evita las partes del cuerpo que no quieres que tu compañera te toque y, en general, evita los genitales o déjalos para el final.)
3. Tu compañera debe seguir tus manos con las suyas, tocándote en cada lugar en el que tú te acabes de tocar.
4. Cambia y haz que tu compañera use sus manos para presentarte su cuerpo, siguiéndola tú con las tuyas.
5. Abrazaos y sentid mutuamente vuestra respiración.

El consentimiento (o su ausencia) a veces está claro y otras veces no, ya que los compañeros sexuales casi nunca tienen exactamente la misma edad, fuerza, experiencia, poder, etc. Lo mejor es ser todo lo explícitos que nos sea posible a la hora de comunicar nuestro interés sexual en lugar de confiar en las señales silenciosas. Afortunadamente, como las mujeres han descubierto que son seres tan sexuados como los hombres, vamos abandonando los confusos y peligrosos mensajes cruzados de las generaciones anteriores. ¡«No» por fin significa *No*! ¡Y «Sí» por fin significa *Sí*!

Si has tenido experiencias negativas en el sexo coercitivo o consensual, puede que tengas cicatrices que te causen problemas sexuales y emocionales. Si este es tu caso, quizá desees buscar la ayuda profesional de un terapeuta o consejero sexual. Pero también hay cosas que puedes hacer por ti mismo para centrarte en el placer del presente en lugar de hacerlo en el dolor del pasado.

Estar presente en el propio cuerpo es un reto para cualquiera que haya experimentado traumas sexuales. Prestar cuidadosa atención a las sensaciones corporales, tanto positivas como negativas, es mucho mejor que permitir que los pensamientos divaguen o se «eleven por encima» del cuerpo, lo que te convierte en un observador en lugar de en un participante. Los ejercicios de Respiración Abdominal y la Cuenta del Siglo, descritos en el capítulo 3, te ayudarán a mejorar la concentración. El sonido, sea en forma de mantras o gemidos, es otro elemento que ayuda a limpiar la mente de distracciones, y los refuerzos positivos también te ayudarán a estar presente. Recuérdate todas las veces que necesites dónde estás, con quién estás y lo bien que te sientes. Cuando surjan viejos sentimientos, generalmente es mejor detenerse y compartir lo que sucede con la compañera.

Si no te sientes cómodo comentando tus traumas sexuales con tu compañera, como puede suceder en el caso de una compañera nueva, debes decirle qué es lo que deseas que haga a continuación. Si hace algo incómodo o con lo que no te sientas bien, díselo, pero es preferible señalar lo que deseas en lugar de criticar lo que esté haciendo. Si no tienes muchas ganas de hacer el amor, propónle un abrazo, un masaje, o quedaos meditando y mirándoos a los ojos. También puedes sugerir la meditación del contacto que está especialmente indicada para restablecer la intimidad cuando ha sido alterada de alguna forma.

Con la meditación del contacto retomas la conexión con tu cuerpo y compartes con tu compañera las partes de él que deseas compartir. Probablemente comprobarás que ella responde bien a la sugerencia de tomárselo con calma y desarrollar más la sensación de intimidad antes de volver al contacto sexual. Si tu cuerpo y tu mente no están muy presentes tendrás muy poca energía sexual que compartir con tu compañera, ninguno de los dos os beneficiaréis mucho del coito y el placer será mínimo. Si os lo tomáis con calma y os acariciáis por todo el cuerpo, podréis acumular energía sexual y tener una experiencia que sea al mismo tiempo apasionada y significativa. Como hemos mencionado, los taoístas reconocieron hace mucho tiempo que el sexo tiene un gran poder para sanar y para dañar, por tanto utilízalo sabia y amorosamente.

CAPÍTULO NUEVE

Hacer el Amor Durante Toda una Vida

En el taoísmo se considera que nuestros cuerpos son el microcosmos del mundo natural, por tanto debemos tener en cuenta que cambiamos (y nuestra sexualidad cambia) con las estaciones: primavera, verano, otoño e invierno. Pero los maestros taoístas fueron capaces de revivir las estaciones por segunda vez, de experimentar una segunda primavera en la ancianidad. Estando dedicados a la búsqueda de la inmortalidad, descubrieron que el kung fu sexual era una verdadera fuente de juventud. Evidentemente, los estudios modernos muestran que una vida sexual activa es esencial para contrarrestar los efectos del envejecimiento y conservar la salud. Ahora exploraremos cómo la sexualidad nos puede ayudar a vivir más tiempo y qué conocimientos específicos debemos tener para entender nuestros cambios sexuales.

Sexo y Envejecimiento

Nunca se es demasiado *joven* para leer sobre sexo y envejecimiento. En Occidente, tendemos a pensar que el enve jecimiento es algo que ocurre en un estadio avanzado de la vida, pero el proceso de envejecimiento comienza en el nacimiento, y nuestra sexualidad va cambiando cada pocos años. Como dijo Kinsey: «El sexagenario (u octogenario) que repentinamente se interesa por los problemas del envejecimiento lleva casi toda una vida de retraso respecto al punto donde entró en ese proceso».[1] Cuanto antes leas esta sección, tanto mejor para ti.

Asimismo, nunca se es demasiado *viejo* para leer este capítulo porque, según el Tao, el sexo es una actividad que es posible y deseable mantener hasta el día que morimos. En Occidente, cuando los hombres mayores se interesan por el sexo se les considera lascivos o «viejos verdes». El Tao nunca tuvo este prejuicio; por el contrario, se consideraba que el sexo era más importante para la salud y longevidad de los ancianos y ancianas, los llamados *adultos tardíos*. Los chinos no son los únicos que tienen esta creencia. Una encuesta intercultural ha demostrado que el sexo es de vital importancia para los hombres mayores en el 70 por ciento de las culturas y para las mujeres mayores en el 80 por ciento de ellas.[2]

Más cerca de nosotros, una encuesta realizada por una revista del consumidor demostró que la realidad sexual de los ancianos es muy diferente de los estereotipos culturales: entre los entrevistados, más del 80 por ciento de los hombres casados y el 75 por ciento de los solteros de más de setenta años seguía activo a nivel sexual. El 58 por ciento seguía teniendo encuentros sexuales al menos una vez a la semana, el 75 por ciento declaraba «disfrutar mucho del sexo» y el 43 por ciento todavía se masturbaba.[3] Asimismo, no debes suponer que el apetito sexual de tu compañera disminuye después de la menopausia: muchas mujeres afirman que, en realidad, su interés por el sexo aumenta después de ella, lo que puede ser debido a cambios en los niveles hormonales.

En Occidente glorificamos la sexualidad masculina adolescente y localizamos el punto más alto del poder sexual masculino a la edad de dieciocho años, momento a partir del cual decae de forma constante. En palabras de un sexólogo: «El pene adolescente está en su poder máximo. Desde la adolescencia hasta el final de la vida hay una disminución gradual». El problema procede de una falta de entendimiento general del poder sexual en Occidente. En términos de potencia es verdad que la capacidad de producir esperma llega a su punto álgido a comienzos de la edad adulta, pero eso sólo es importante si nos preocupa la reproducción. En la mujer, la fertilidad y la facilidad para parir también son máximas a comienzos de la edad adulta.

Sin embargo, en términos de placer más que de potencia, la habilidad del hombre para satisfacer a su compañera y a sí mismo no hace sino aumentar a medida que adquiere más experiencia y control. Aunque el hombre no tenga una erección instantánea ni pueda disparar su eyaculación tan lejos como cuando era adolescente, estos cambios no ponen en cuestión su habilidad como amante. Los taoístas sabían que a medida que el hombre se aleja de la febril sexualidad adolescente, caracterizada por la eyaculación rápida, su experiencia del kung fu sexual y el placer de su compañera no hacen sino aumentar.

CAMBIOS CORPORALES

A medida que nos hacemos mayores hay una serie de cambios fisiológicos inevitables. Por ejemplo, si tienes más de cincuenta años, probablemente necesitarás más estimulación directa en los genitales para conseguir una erección que cuando eras joven: esto no se debe a que tu apetito sexual o tu atracción hacia tu compañera hayan disminuido, sino a que tu fisiología cambia con la edad. Asimismo, es probable que tengas una erección menos firme y con un ángulo mayor que cuando eras joven. Además, si eyaculas, la fuerza de la eyaculación será menor y necesitarás más tiempo para recuperarte.

Esta reducción de la fuerza física y del vigor sexual no son diferentes de los cambios que experimentas en cualquier otra actividad física a medida que envejeces. No puedes esperar correr tan rápido ni llegar tan lejos a los sesenta años como a los veinte. Pero hay una diferencia entre el sexo y el deporte en lo que se refiere a la edad: en realidad, tu habilidad en la cama puede aumentar con los años. Los hombres mayores pueden mantener la erección durante más tiempo que cuando eran jóvenes (aunque si se pierde la erección por la razón que sea, será más difícil de recuperar). Esto hace que sea más fácil satisfacer a tu compañera, hacerte multiorgásmico y evitar la eyaculación. Según los datos de un reciente estudio realizado por Dunn y Trost, la mitad de los hombres estudiados se habían hecho multiorgásmicos después de los treinta y cinco años. Un número significativo de ellos se había hecho multiorgásmico en edades comprendidas entre los cuarenta y cinco y los cincuenta y cinco años. Y los hombres mayores que habían aprendido a ser multiorgásmicos, todos ellos de más de cincuenta, seguían siendo multiorgásmicos y estaban en plenas facultades.[4]

La mayor parte de la literatura occidental también sugiere que la intensidad de la experiencia sexual disminuye a medida que el hombre envejece. Según el Tao, no tiene por qué ser así. Los taoístas no miden la intensidad sexual por el número de contracciones genitales, que disminuyen con la edad. Para ellos la energía sexual es un asunto de todo el cuerpo, por lo que juzgan la intensidad sexual según la capacidad del hombre para cultivar y hacer circular su energía sexual, capacidad que aumenta con la experiencia. Sin duda, tu sexualidad cambiará con el tiempo y puede que pierdas parte del frenesí juvenil, pero los refinados placeres de la madurez son igualmente deliciosos, si no más.

TU CUERPO Y EL SEXO

Esperamos que hayas comprendido que el hombre maduro no tiene por qué deslizarse por la pendiente de la inadecuación sexual. Sin embargo, te resultará mucho más fácil ascender a las cumbres del placer si observas las necesidades básicas de tu cuerpo. En primer lugar, la salud y el ejercicio regular son esenciales. Una razón por la que la vida sexual de mucha gente se marchita con la edad es que sus cuerpos se debilitan o enferman. La sabiduría oriental y los estudios fisiológicos occidentales han llegado a la conclusión de que el ejercicio no sólo mejora la capacidad sexual sino que aumenta el deseo sexual y la potencia de los orgasmos. El abdomen, las caderas, los glúteos y los muslos son músculos grandes particularmente importantes, como también lo es el pequeño músculo PC descrito anteriormente. Es esencial mantener estos músculos fuertes para conservar la vitalidad sexual. La natación, el «footing» y otros deportes occidentales son excelentes maneras de conservar la salud (siempre que no se abuse de ellos), pero el contacto sexual regular es tan importante o más. La frase *«Si no lo usas lo perderás»* describe con precisión el envejecimiento del cuerpo masculino.

Según el Tao, gran cantidad de energía sexual se escapa por el ano y los glúteos. Intenta apretar los glúteos y te darás cuenta de la enor -

FORTALECER EL ANO

1. Espira completamente por la nariz y después bombea y empuja hacia arriba con los músculos del ano y los glúteos durante unos segundos. (Apretarás y relajarás estos músculos repetidamente.)
2. Inspira lentamente y relájate.
3. Repite los pasos 1 y 2 nueve, dieciocho o treinta y seis veces, o hasta empezar a sentir calor en el ano y los genitales. Esta energía puede extenderse gradualmente hasta la cabeza y después bajar hasta el ombligo, o puedes aspirarla conscientemente hasta el coxis y el sacro y después hacerla ascender por la columna hasta la cabeza siguiendo la órbita microcósmica. Descansa y haz girar la energía dentro de la cabeza dieciocho o treinta y seis veces. Si tienes demasiada energía, acuérdate de tocarte el paladar con la lengua para permitir que baje hasta el ombligo (ver capítulo 3).

me capacidad que tiene este músculo para contener la energía y enviarla hacia la columna. Los médicos taoístas consideraban que la fuerza del esfínter anal de una persona es una importante señal de su nivel de salud. Un esfínter flojo y débil es señal de mala salud; un esfínter tenso y fuerte es señal de buena salud. Puedes fortalecer el ano y los glúteos utilizando el ejercicio que te proponemos a continuación, que además te ayudará a aliviar el estrés, energetizará tu cuerpo y desarrollará el control sexual. También te ayudará a energetizar la próstata y las glándulas de Cowper, y hará circular la sangre fortaleciendo tus erecciones. Además ayuda a curar las hemorroides.

ENVEJECIMIENTO Y EYACULACIÓN

A estas alturas ya debería ser evidente que por donde perdemos más energía es a través del pene cuando eyaculamos. Como comentamos en el capítulo 3, hacer el amor sin eyacular es todavía más importante para los hombres mayores, ya que cada eyaculación deja el cuerpo un poco más agotado. Mencionamos anteriormente que el anciano médico chino Sun Ssu-miao recomendaba que los hombres de cuarenta años no eyacularan más de una vez cada diez días, los de cincuenta no más de una vez cada veinte días y que los hombres de sesenta años no lo hicieran. Estos son los máximos recomendados; si puedes transformar la energía sexual aspirándola, cuanto menos eyacules tanto mejor. Quizá te resulte difícil no eyacular al empezar a practicar el kung fu sexual, pero una vez que experimentes el placer de los orgasmos sin eyaculación y comprendas los beneficios que suponen para la salud, te sentirás muy motivado a aprender rápidamente. Todavía mejor, si comienzas desde joven, tus ganas de eyacular disminuirán enseguida y cuando te hagas mayor apenas te interesará hacerlo.

Las frecuencias recomendadas por Sun Ssu-miao sólo son orientativas, puedes limitarte a disminuir el número de eyaculaciones cada varios años. Esto te permitirá mantener la frecuencia de las eyaculaciones alineada con tu creciente necesidad de conservar el esperma. Es interesante señalar que incluso Masters y Johnson reconocen que los hombres no necesitan eyacular cada vez que hacen el amor, en especial cuando alcanzan la edad de cincuenta años. Si un hombre reconoce este importante punto, concluyeron, «es potencialmente un compañero sexual muy efectivo».[5] Una vez más, es importante que no te obsesiones con no eyacular y que no te reprendas cuando lo hagas. Si eyaculas, relájate y disfruta.

Mantener Vivo el Amor

En Occidente, tendemos a creer que el amor y la pasión llegan a su nivel máximo la noche de bodas y mueren poco después.[6] Las razones de esta caída nunca se nos explican plenamente, pero parece ser que cuando se acaba la emoción de cortejar (supuestamente) comienza el aburrimiento. Para los taoístas, la noche de bodas sólo es el principio de toda una vida de expansión amorosa e intimidad. Con el kung fu sexual, el amor y el sexo son mejores a los cincuenta, e incluso a los sesenta, que a los veinte. Vamos a ver por qué.

MANTENER LA CARGA SEXUAL

Según el taoísmo, la atracción que sentimos hacia nuestra compañera depende de la fuerza de la carga yin-yang que haya entre nosotros. Cuanto mayor sea la carga, mayor será la pasión, y cuanto menor sea la carga, menor será la pasión. La pérdida de carga es la razón por la que muchas relaciones se hacen aburridas y pierden la chispa. (También es la razón de que muchas parejas experimenten una señal de pasión cuando uno de ellos hace un viaje de negocios, ya que la separación temporal tiende a recargar la polaridad mutua.)

Una de las principales causas de la pérdida de polaridad a lo largo del tiempo es el sexo eyaculatorio. Cuando el hombre eyacula, descarga su energía yang. Conscientemente o no, el hombre comienza a darse cuenta de que hacer el amor le deja exhausto. Esto puede producirle resentimiento y deseos de retener el contacto sexual. A pesar de que el estereotipo cultural más habitual es el de la esposa frígida y el marido siempre deseoso, la verdad es que los hombres determinan la frecuencia del coito tanto como las mujeres. A largo plazo, el agotamiento de la energía masculina, y específicamente de la carga yang, puede producir el desinterés y el aburrimiento de ambos miembros de la pareja.

Algunas parejas pueden recargar temporalmente la relación durmiendo en camas separadas o distanciándose durante algún tiempo. El cultivo a dúo (descrito en el capítulo 5) permite a las parejas conservar la polaridad y mantener relaciones plenamente cargadas; no hay razón para que el amor se aplane y la vida se haga aburrida. La gente tiene relaciones extramatrimoniales por muchos motivos, pero el aburrimiento y la insatisfacción sexual son dos de los fundamentales. Si puedes mantener la fuerza de la atracción dentro de la relación, disminuirá el deseo de buscar la carga energética de un nuevo amante. Cada pareja que pueda conservar e intercambiar la energía sexual disfrutará un placer inextinguible. Un hombre multiorgásmico explica así su experiencia y la de su compañera: «La práctica ha hecho más profunda nuestra relación, nuestro amor crece y la atracción magnética que sentimos el uno por el otro no parece disminuir sino aumentar».

En contra de la estereotipada idea de que el sexo dentro del matrimonio no es satisfactorio, la mayoría de los estudios realizados muestran que el sexo dentro de las parejas casadas es *mejor* que el extramatrimonial. Bernie Zilbergeld señala que los hombres y mujeres tienden a tener *menos* variedad y a experimentar *menos* fuera que dentro del matrimonio y las mujeres tienden a tener muchos más orgasmos con sus maridos que con sus amantes.[7] Pero las mujeres no son las únicas que tienen más orgasmos con sus esposos: Kinsey descubrió que frecuentemente los hombres no llegan al orgasmo en las relaciones extramatrimoniales, pero casi nunca experimentan este fracaso con sus esposas.[8]

La buena calidad sexual no es el único beneficio de las relaciones duraderas. Un estudio llevado a cabo por la Universidad de California en Berkeley concluyó que las parejas que forman matrimonios duraderos son más felices y se muestran más cariñosas con la edad. En nuestra sociedad, siempre ensalzamos los nuevos amores en canciones, literatura y películas, descartando el amor entre parejas mayores como si fuera algo aburrido y falto de pasión. Uno de los investigadores, Robert Levison, dijo: «Pensábamos que encontraríamos una cualidad de cansancio en estas relaciones, pero no es eso lo que vemos. Están vivos, vibrantes, son emocionales, divertidos, sexys... no están quemados». Algunos estudios biológicos recientes sugieren que en presencia de un amante perdurable aumenta la producción de endorfinas en el cuerpo, los calmantes naturales que producen una sensación de serenidad y seguridad a los miembros de una pareja.[9]

Las parejas que eligen amarse sin casarse pueden tener una relación tan sagrada e íntima como la de los que cuentan con el sello de aprobación oficial del estado, siempre que practiquen la unión de yin y yang. Sin embargo, es importante recordar que se tarda años en alcanzar las alturas de la intimidad física, emocional y espiritual, y en dominar la unión de yin y yang. En el taoísmo, se dice que se tarda siete años en conocer el cuerpo de una mujer, siete años en conocer su mente y siete años en conocer su espíritu. El dicho no añade que después se deje de aprender o que uno se empiece a aburrir; simplemente significa que se tarda veintiún años en llegar a conocerse realmente.

Las Estaciones de Nuestra Vida Sexual

Los taoístas sabían que las relaciones no son lineales; no alcanzan la cumbre en la noche de bodas ni en ninguna otra noche, por el contrario, sufren altibajos siguiendo los ciclos de nuestra salud, los ciclos familiares, laborales, e incluso los de la naturaleza. Es importante ser consciente de estos ciclos y saber cómo vivir en armonía con ellos, cómo entrar y salir del aburrimiento.

Lo primero y más importante es hablar con tu compañera de los ciclos, tomar conciencia de los altibajos del deseo y poder hablar de ellos de tal forma que ninguno de los dos se sienta juzgado o culpado. Muchas mujeres (y cada vez más hombres) ven una correlación directa entre su propio atractivo y el deseo de sus parejas. Es importante que tú y tu compañera escapéis de esta trampa reconociendo que el sexo tiene que ver tanto con vuestros corazones, mentes y espíritus como con vuestros cuerpos.

El materialismo occidental nos anima a contemplar el cuerpo del otro como un bien de consumo. Se nos enseña a excitarnos con los grandes pechos de una mujer o con el vientre liso de un hombre. Los fetiches y las fantasías generadas por los medios de comunicación no tienen fin. Por tanto, cuando nos hacemos mayores, pensamos que debemos dejar de tener contacto sexual o buscar parejas «nuevas y mejores». Los taoístas ven el cuerpo como algo dinámico y saben que la carga de energía real proviene de los intercambios sutiles, no de juntar dos cuerpos duros y estáticos.

Joseph Kramer explica la diferencia de la sexualidad taoísta: «En la tradición oriental, hay un contacto ocular casi continuo durante el sexo. "Estoy en relación sexual *contigo*. Respiro *contigo*. Estoy relajado *contigo*. Estoy conectado en mi corazón *contigo*. Estoy conectado en los genitales *contigo*." El sexo en una relación taoísta es mejor a los sesenta años que a los veinte». Las piernas, los estómagos y los genitales envejecen, pero los ojos se hacen más sabios.

EL SEXO EMPIEZA MUCHO ANTES DEL CONTACTO

Como el sexo es una fuerza dinámica, debes ser muy consciente del tipo de energía que le aportas. En realidad, el sexo comienza hasta cuarenta y ocho horas antes de hacer el amor; la energía y las emociones acumuladas durante ese tiempo te siguen hasta el dormitorio. Por tanto, uno o dos días antes de hacer el amor, intenta resolver cualquier emoción negativa, en especial la ira, que pueda bloquear el intercambio energético entre vosotros. Cuanto más calmado y conectado estés al comenzar, más fácil será alcanzar niveles elevados de intimidad y éxtasis. Evidentemente, hay muy pocas parejas que planeen el sexo con dos días de antelación, por eso debes tomar conciencia de tus emociones en general e intentar resolverlas cuanto antes.

Los juegos preliminares también comienzan antes de tocarse. El entorno que creéis (velas, música suave, palabras amorosas y románticas) ayudará a armonizar vuestras energías. Durante el coito y después de él asegúrate de estar presente con tu compañera: acuérdate de los ojos. Estáis intentando experimentar un estado de ser más profundo en compañía, no sólo un clímax momentáneo.

Si el encuentro se hace rutinario o mecánico, deteneos un rato. Esto permitirá que se recargue la pasión polar que hay entre vosotros. Pero no os olvidéis de la importancia de tocaros y de la intimidad. El hecho de que no estéis haciendo el amor no impide que os abracéis u os sintáis emocionalmente cerca. De hecho, guardar un «ayuno sexual» os permitirá dedicaros a otras partes de la relación que son igualmente importantes. Centraos en la calidad del amor y la calidad del sexo mejorará de forma natural.

LOS CICLOS DEL DESEO

Os daréis cuenta de que los ciclos de vuestro deseo sexual no siempre coinciden. Algunas veces sentirás más deseo que tu compañera y otras menos. Nadie que esté verdaderamente en conexión con su cuerpo y sus emociones desea el contacto sexual continuamente. En cualquier caso, ¿qué debéis hacer si uno de vosotros está interesado en él pero el otro no? Hay varias opciones posibles que corresponden a formas diferentes de hacer el amor.

Supongamos que esta noche estás excitado y tu compañera no. Si tu compañera está dispuesta a ello, puede darte placer manual u oralmente, pero si no está de humor, quizá esté dispuesta a tocarte o abrazarte mientras te das placer a ti mismo. Si tampoco está de humor para esto, tal vez esté dispuesta a intercambiar caricias no sexuales. Podéis intercambiar una enorme cantidad de energía poderosa y curativa simplemente abrazándoos y tocándoos. (El ejercicio de la Meditación del Contacto descrito en el capítulo 8 es una de las opciones.)

Si lo que tú necesitas específicamente es sexo y tu compañera está particularmente desinteresada, puedes hacer el amor contigo mismo (es decir darte placer a ti mismo). Recuerda que todos tenemos yin y yang, aspectos masculinos y femeninos dentro de nosotros. El coito con uno mismo, o la unión de estos dos aspectos, es una parte muy importante de la práctica taoísta. Michael Winn explica: «Se puede controlar la energía sexual de los genitales y de los riñones y la energía emocional del corazón a través de la meditación. Esta práctica meditativa, conocida como el método del agua y del fuego (llamado *Kan menor* y *Li*), te permite literalmente hacer el amor dentro de ti mismo y alcanzar un orgasmo muy elevado que disuelve las fronteras entre cuerpo y espíritu. Esta práctica tiene muchos beneficios para la salud y era mencionada tradicionalmente como un método para reparar el alma y el espíritu». Debido al estigma social que rodea a la masturbación, mucha gente se siente demasiado avergonzada para darse placer ante otra persona, aunque esa persona sea su compañero o compañera, pero si podéis hablar abiertamente de esta parte natural de la sexualidad humana, descubriréis que podéis armonizar vuestros ciclos sexuales individuales fácil y placenteramente.

INTEGRAR LA ENERGÍA SEXUAL DENTRO DE LA VIDA

A veces, la gente recurre al sexo cuando todo lo que necesita es una caricia amorosa. Como explica un hombre multiorgásmico: «Para mí, el mayor descubrimiento ha sido que podía tener una relación sexual con la ropa puesta, simplemente estando con alguien y compartiendo la energía. El simple hecho de cogernos de la mano y sentir la energía fluir por nuestro cuerpo es muy sexual. En realidad, esto es la libertad sexual, porque el sexo no es únicamente algo en lo que uno se implica periódicamente. La sexualidad está integrada con la totalidad de la vida, añadiendo color e intensidad, interés y pasión, a todo lo demás».

Si eres padre y tienes que vértelas con las demandas del trabajo y la familia o si eres un profesional muy ocupado, el aumento de energía producido por la práctica del kung fu sexual te ayudará a no quemarte. Las demandas siempre crecientes del trabajo y de la familia que caracterizan nuestro estilo de vida (marcado por el exceso de trabajo, el exceso de compromisos y el estrés) son suficientes para dejar exhausto a cualquiera. Cuando puedas cultivarla tanto dentro como fuera del dormitorio, dispondrás de tanta energía como nunca creíste posible.

FANTASÍAS

Muchos expertos y terapeutas sexuales occidentales recomiendan cultivar activamente las fantasías sexuales. Evidentemente, pueden ayudarte a generar energía sexual durante el cultivo solitario, pero cuando estás con tu compañera, confiar en las fantasías sexuales tiene sus riesgos. El intercambio de energías yin y yang con tu compañera es real, no imaginario. Si centras la energía sexual en una amante idealizada o en una imagen pornográfica, no podrás sentir el profundo flujo de energía real que hay entre tú y tu compañera. Las fantasías te impiden estar plenamente presente y apreciar lo verdaderamente fantástico de aquella y de tu propio potencial para experimentar junto a ella las cumbres del éxtasis.

RITMOS NATURALES

Finalmente, acuérdate de observar los ritmos generales de tu cuerpo y de la naturaleza. Evita hacer el amor inmediatamente después de comer, porque tu cuerpo necesita digerir los alimentos. Al acabar de comer debes sentirte satisfecho pero no lleno, debe quedarte un poco de hambre (cuando el alimento se asiente, te sentirás lleno). Asimismo, cuando acabes de haces el amor, debes sentirte satisfecho pero no saciado, debes quedarte con un poco de deseo (cuando tu energía se asiente, te sentirás satisfecho).

Si estás enfermo, recuerda que debes hacer el amor con tu compañera encima para poder absorber su energía curativa. Y recuerda las estaciones naturales: las plantas y animales se reproducen en primavera. Los seres humanos somos lo únicos que hacemos el amor durante todo el año, pero no esperes estar tan activo sexualmente ni que tu compañera lo esté, en otoño e invierno como en primavera y verano.

El kung fu sexual te ofrece un potencial para el amor multiorgásmico que está mucho más allá de lo que es habitual en la vida sexual de la gente, pero eso no significa que tengas que alcanzar las cumbres del éxtasis cada vez que tengas un encuentro íntimo con tu compañera. Escucha los ritmos de tu cuerpo y de tu deseo.

EVITA AUMENTAR LAS EXPECTATIVAS

Cada vez que se da a conocer una nueva posibilidad sexual a los lectores occidentales, las expectativas tienden a dispararse. Cuando se «descubrieron» los orgasmos femeninos, se esperaba que las parejas tuvieran orgasmos simultáneos. Cuando se descubrió que las mujeres eran multiorgásmicas y tenían puntos G, se esperaba que todas las mujeres fueran multiorgásmicas y tuvieran puntos G. Todos los hombres tienen el potencial de hacerse multiorgásmicos y de experimentar orgasmos en todo el cuerpo, pero no todos los hombres querrán experimentarlos cada vez. Intenta evitar las expectativas y la ansiedad. Las técnicas taoístas que estamos enseñando también reciben el nombre de *amor sanador*. Si te centras en el amor y en la sanación, la tuya y la de tu compañera, el resto vendrá de manera natural.

El Amor No Es Gratuito

Han vuelto los tiempos de la monogamia, aunque sólo sea como forma de tomar precauciones a nivel de salud. Pero la monogamia es mucho más que un oneroso requisito de nuestro tiempo: con la compañera adecuada, puede ser el crisol del más poderoso proceso alquímico de placer físico, intimidad emocional y crecimiento espiritual.

Si el objetivo del kung fu sexual fuera la acumulación indiscriminada de energía sexual, lo ideal sería acostarse con tanta gente como pudiéramos para intercambiar energía con todos ellos, y algunos textos antiguos recomiendan este tipo de práctica. Pero la cantidad de energía no es lo único importante, también es muy importante la calidad. El objetivo del kung fu sexual es acabar transformando la energía sexual en otras energías más refinadas y sutiles: energías del corazón, mentales y espirituales.

LA ENERGÍA SEXUAL Y LAS EMOCIONES

Si duermes con gente que tiene muchas emociones negativas (como cólera o tristeza), interiorizarás esas emociones. Por mucho látex que pongas entre tú y tu compañera, siempre estás intercambiando energía emocional y espiritual (y también sexual). Por tanto, evita violar tu integridad corporal, emocional y espiritual haciendo el amor con alguien a quien no ames ni respetes. Cuando eliges una compañera, literalmente eliges tu destino espiritual.

En realidad, los hombres (y mujeres) que todavía no han encontrado una compañera amorosa siguen teniendo impulsos sexuales que necesitan satisfacción; son un picor que ha de ser rascado. Si te encuentras en esta situación, es preferible realizar la práctica en solitario y aprender a hacer circular y a transformar la energía sexual. Este periodo de entrenamiento te ayudará a elevar tu nivel de energía

interna con lo que acabarás atrayendo a una compañera con una conciencia y madurez equiparables a las tuyas. Si te acuestas con alguien
a quien no amas, tu energía tenderá a desarmonizarse, lo que te ago-
tará o desequilibrará. Por esta misma razón, sólo deberías hacer el
amor con tu compañera cuando sientas afecto por ella. Si sientes que
debes dormir con mujeres a las que no amas, intenta ser tan bueno y
amoroso como puedas, de otra forma te resultará imposible practicar
el verdadero kung fu sexual.

Numerosos hombres se sienten atraídos o interesados por estar en
relación con más de una mujer, sin embargo, muy pocos hombres
pueden amar a más de una mujer al mismo tiempo y sentirse verdaderamente serenos. Si crees que tú puedes hacerlo, debes estar preparado a dedicar mucho esfuerzo a transformar y equilibrar sus
energías.

Recuerda que la energía sexual simplemente amplifica las emociones que sientes. El sexo es la herramienta más poderosa para cultivar una relación y unir nuestras vidas, pero también puede ser un
arma afilada que corte esos lazos dejando cicatrices duraderas. Como
muchos de los que vivieron la revolución sexual de los años sesenta
aprendieron, «el amor no es gratuito»: el conocimiento sexual tiene
un precio muy alto y debe ser valorado de acuerdo a él.

Enseñar a Nuestros Hijos

Lo más probable es que nadie te contara nada sobre kung fu sexual
durante tu crecimiento, cuando estabas aprendiendo acerca de la
sexualidad. Pocas personas son tan afortunadas. La mayoría de los
muchachos aprenden muy poco de sexualidad y prácticamente nada
que sea útil. Se les deja tantear en la oscuridad en busca de la intimidad y el placer. Como un hombre multiorgásmico explicó: «Para mí,
descubrir la sexualidad taoísta fue como encontrarme con una información y una guía que sentía que alguien debería haberme explicado
desde el principio. Tenía la sensación de que había encontrado la verdadera forma de hacer el amor, y la antigua me parecía ridícula, ver-
gonzosa, e incluso egoísta». Tienes la oportunidad de ayudar a tu hijo
a evitar esta situación y de ahorrarle buena parte del miedo y de la
frustración que equivocadamente asumimos como parte inevitable de
su crecimiento.

NI PÁJAROS NI ABEJAS

Ambos padres tienen un importante papel que jugar en la educación sexual de sus hijos e hijas, pero como este es un libro fundamentalmente dedicado a los hombres, nos centraremos especialmente en los padres e hijos, aunque mucho de lo que diremos también es aplicable a las madres e hijas. Cuando la gente piensa en conversaciones sobre sexualidad entre padre e hijo, se suele pensar en las famosas charlas de hombre a hombre sobre pájaros o abejas que tienen lugar cuando el muchacho va madurando. Actualmente los niños crecen demasiado rápido como para que estos comentarios peregrinos les sirvan de algo, si es que alguna vez sirvieron. En realidad, en la adolescencia el desarrollo de tu hijo ya está demasiado avanzado como para empezar a establecer con él un diálogo sobre la sexualidad.

Pero si consigues mantener una relación abierta con tu hijo, esa charla no será necesaria. La curiosidad infantil respecto al sexo comienza muy pronto y la sexualidad infantil todavía antes. Cualquiera que haya observado a un niño tocándose y estirándose el pene y el escroto (¡que a veces están muy duros!) sabe que estas exploraciones no son casuales. El niño siente placer, más placer que el que siente cuando se tira de los dedos del pie, por ejemplo.

Los niños son seres sexuales, o deberíamos decir seres *sensuales*, ya que generalmente asociamos la sexualidad a estadios más avanzados del desarrollo. Sin embargo, su placer físico y genital es innegable, por mucho que intentemos negarlo. Freud llamaba a la sensualidad infantil «perversidad polimorfa», pero en ella no hay nada perverso a excepción de nuestros intentos de reprimirla. Tu forma de responder a las exploraciones de tu hijo y a las preguntas que te plantee sobre su cuerpo y el tuyo le enseñará mucho sobre sexualidad. *Lo primero que puedes hacer por tu hijo es desarrollar una relación saludable y amorosa con tu sexualidad y animarle a que desarrolle una relación del mismo tipo con la suya.*

LA RELACIÓN CON TU COMPAÑERA

Los niños también aprenden mucho de sexualidad observando a sus padres. Tu forma de tratar a tu compañera o esposa será el modelo a seguir para tu hijo cuando trate a las muchachas y, más adelante, a las mujeres. En realidad, aprender sobre sexualidad es aprender sobre los roles sexuales, sobre la comunicación, sobre el amor. Lo que hagas impactará mucho más a tu hijo que lo que le digas, por tanto recuerda que siempre le estás enseñando, tanto cuando intercambias gritos con tu esposa como cuando la tomas de la mano.

En esta cultura, nos preocupa que los niños vean en sus padres muestras físicas de cariño, pero no hay nada malo en que los niños observen estas expresiones de amor. De hecho, lo que sería un problema es que no las vieran porque su ausencia hace que el niño se pregunte si sus padres se quieren realmente y le deja sin modelos de cómo expresar afecto a sus futuras compañeras. *Crear una relación sana y amorosa con tu compañera es la segunda cosa que puedes hacer por tu hijo, por no hablar de ella y de ti mismo.*

TU RELACIÓN CON TU HIJO

Muchos hombres están más implicados en el cuidado de sus hijos de lo que estuvieron sus padres y eso conduce de manera natural a que las relaciones padre-hijo sean más afectuosas y amorosas. Sin embargo, muchos padres todavía se sienten incómodos a la hora de expresar afecto, en especial afecto físico, hacia sus hijos: cogerlos, abrazarlos o besarlos. O, si pueden hacerlo cuando son pequeños, dejan de hacerlo rápidamente cuando los niños crecen. Muchos de estos hombres no recibieron amor de sus padres y no cuentan con un modelo para expresarlo.

A algunos hombres les preocupa que si muestran demasiado afecto a sus hijos, estos se volverán suaves, afeminados u homosexuales. No hay pruebas que apoyen ninguna de estas ideas, pero está claro que la homofobia en nuestra cultura impide que los hombres expresen su afecto mutuo y, desgraciadamente, también el que sienten por sus hijos. A lo largo de los últimos diez años, ha surgido otro problema que impide a los padres mostrarse afectuosos con sus hijos e hijas. La preocupación legítima por proteger a los niños de los abusos sexuales y el incesto ha puesto bajo sospecha cualquier tipo de afecto físico masculino, ya que la mayor parte de los que cometen este tipo de delitos, aunque ciertamente no todos, son hombres.

Ser tocado es una de las necesidades humanas más básicas y varios estudios informan de niños que murieron por no recibir suficientes caricias y contacto. Pero los niños no son los únicos que necesitan el contacto físico, tu hijo seguirá necesitando tu contacto amoroso durante toda su vida. Sin embargo, no debe sorprenderte que pase por etapas en las que rechace tu afecto, especialmente durante la adolescencia, ya que estará más preocupado por las opiniones de sus compañeros o quizá desee sentirse independiente. Pero si has mante nido con él una relación abierta y amorosa la separación sólo será temporal. El actor y experto en artes marciales Chuck Norris describió así las alegrías de criar a sus hijos: «Una de las mayores gratificaciones que siento actualmente es que mis hijos mayores no se sienten avergonzados de besarme cuando me saludan delante de otra gente y que vienen a mí voluntariamente en busca de consejo o ayuda cuando tienen problemas».

El afecto físico es parte de la relación amorosa. La intimidad emocional y el respeto por tu hijo son esenciales para mantener el diálogo abierto. Norris, cuyo padre era alcohólico, explica que intentó presentar a sus hijos un modelo diferente: «Quería que mis hijos supieran que estaba allí, que me importaban, que siempre estaría con ellos en los momentos difíciles. Me siento muy cerca de ellos. He jugado con ellos, he escuchado sus problemas, los he cogido en mis brazos cuando se hacían daño y he compartido con ellos la mayor parte de los fracasos y éxitos de sus vidas».[10] Escuchar a tu hijo y reconocer sus sentimientos y sus miedos le permitirá saber que puede acudir a ti. Si estás dispuesto a escuchar su dolor, también podrá compartir contigo las preguntas que se le planteen acerca del placer. *Construir una relación sana y amorosa con tu hijo es, sin duda, lo más importante que puedes hacer por él.*

COMPARTIR LA SEXUALIDAD TAOÍSTA CON NUESTROS HIJOS

Aunque nunca se es demasiado viejo para beneficiarse de la práctica del Tao, cuanto antes comiences a practicar, más ganarás. Esto también es aplicable a nuestros hijos; si puedes compartir con tu hijo algunas de las comprensiones taoístas propuestas en este libro, le ayudarás a evitar una gran cantidad de sufrimiento y un gran desperdicio de energía.

Como las prácticas se realizan en privado, tu hijo no puede aprender de tus acciones. El kung fu sexual es algo que debe ser transmitido por medio de palabras, las tuyas o las de otros.

Mucho antes de interesarse por el sexo, los muchachos ya experimentan la energía sexual. Los muchachos (y los hombres) se excitan y tienen erecciones por todo tipo de razones, siendo una de ellas el aburrimiento (¿recuerdas las erecciones en clase de matemáticas?). Un hombre multiorgásmico describió así su experiencia: «Mi hijo me llamó un día desde el baño y me dijo: "Papá, no puedo orinar". Fui al baño y me di cuenta de que se había despertado con una erección que se lo impedía. Le enseñé la Aspiración en Frío, que ha podido usar desde entonces para manejar su energía sexual». Los muchachos suelen sentirse torturados por su incapacidad de entender y controlar su energía sexual, por lo que si puedes ayudar a tu hijo a canalizar esta energía vital, le ahorrarás una gran cantidad de frustración.

Sin embargo, la gente joven no suele ser capaz de comprender el Tao. En palabras del médico Sun Ssu-miao en sus *Priceless prescriptions*: «Cuando un hombre es joven, no suele entender el Tao. Incluso si oye hablar o lee algo sobre él, probablemente no lo creerá plenamente ni lo practicará. Sin embargo, cuando llegue a la vulnerable ancianidad, se dará cuenta de su significado. Pero para entonces puede que ya sea demasiado tarde, porque lo habitual es que esté demasiado enfermo para beneficiarse de él plenamente».

Puedes esperar a que tu hijo te pida consejo o facilitarle este libro u otros materiales para leer, explicándole que te gustaría haber podido tener acceso a estas prácticas cuando eras joven. Si dejas este libro en tu estantería o en algún lugar llamativo quizá desee leerlo en privado, pero es importante que se dé cuenta de que no tiene por qué encerrarse en el baño o en su habitación para hacerlo. Quizá pienses que no se deben leer libros como este que tratan explícitamente sobre sexualidad hasta tener la edad apropiada, pero, en realidad, la edad apropiada es cuando tu hijo sienta la suficiente curiosidad como para leerlos. Puedes estar seguro de que no querrá leerlos antes de estar preparado, y cuando lo esté, aprenderá sobre sexualidad de una forma u otra.

Sexualidad, Secretismo y el Tao

Ya debe haber quedado claro a estas alturas que el Tao, a diferencia de muchas otras tradiciones espirituales, nos anima a reconocer el hecho de que estamos encarnados y de que la sexualidad es una parte fundamental de nuestra humanidad. Para la mayoría de los occidentales (que de alguna manera hemos aprendido a sentir vergüenza del cuerpo) esta idea es revolucionaria. Irónicamente (algunos dirán hipócritamente), la cultura occidental condena el sexo pero al mismo tiempo siente sus cosquillas. La mayoría de la gente está acostumbrada a ver cómo se usa el sexo para vender de todo, desde cerveza hasta automóviles, por lo que la idea de que la sexualidad también es una práctica espiritual es muy revolucionaria.

En este libro hemos intentado explicar las antiguas comprensiones taoístas sobre el amor y la relación sexual y cómo pueden ser usadas por la gente de nuestros días. Si te limitas a practicar las técnicas descritas en este libro sentirás que tu vida se enriquece, pero sería una negligencia no mencionar que la sexualidad es parte de la práctica taoísta y que hay otras importantes comprensiones y ejercicios para cultivar el cuerpo, las emociones, la mente y el espíritu fuera del dormitorio.

Las tradiciones médicas del taoísmo conocidas en Occidente, como la medicina china y la acupuntura, han ayudado a mucha gente a recuperar la salud; los ejercicios de *chi-kung* y tai-chi son el fundamento de las artes marciales, que actualmente se han extendido por todo el mundo; el núcleo filosófico del taoísmo, el *Tao Te King*, es uno de los trabajos literarios más leídos y traducidos del mundo. Además, a lo largo de los últimos veinte años, las artes amatorias han comenzado a transformar la vida sexual de personas de todo el mundo. El taoísmo tiene mucha sabiduría práctica que ofrecer, sabiduría que actualmente puede ayudar a la gente de cualquier religión a vivir su vida de forma sana y significativa.

Como mencionamos en la introducción, Mantak Chia y su esposa, Maneewan, desarrollaron el Tao Sanador y han escrito numerosos libros para explicar las distintas partes de este sistema de salud. Hay más de trescientos instructores del Tao Sanador en todo el mundo que pueden prestarte ayuda. Si estás interesado en explorar otros aspectos de la práctica, debes leer otros libros del Tao Sanador o contactar con un instructor (ver el apéndice). Si tú y tu compañera estáis interesados específicamente en leer más sobre prácticas sexuales, podéis leer los dos libros avanzados de Mantak Chia, *Secretos taoístas del amor: cultivando la energía sexual masculina* (escrito con Michael Winn) y *Amor curativo a través del Tao: cultivando la energía sexual femenina* (escrito con Maneewan Chia). También hay excelentes libros y profesores de prácticas taoístas que no están conectados con el Tao Sanador. El taoísmo no busca conversos, por lo que es menos visible que algunas otras de las principales tradiciones espirituales, pero si buscas profesores los encontrarás.

La filosofía y las prácticas que enseñamos en este libro han sido secretos muy bien guardados durante milenios, siendo transmitidos de maestro a discípulo tras años de preparación. Los ofrecemos aquí porque creemos que la cultura humana como un todo puede beneficiarse de su difusión. La confusión carnal es uno de muchos dilemas a los que nos enfrentamos actualmente, pero a medida que nos sanamos a nosotros mismos y sanamos nuestras relaciones, comenzaremos a sanar el planeta, porque, según el Tao, somos parte de la naturaleza de la misma forma que la naturaleza es parte de nosotros.[11] Creemos que esta sanación debe comenzar en el dormitorio, ya que es donde se conciben las nuevas generaciones. La humanidad se perpetúa a través del amor y del sexo, y quizá sea en ellos donde el poder de transformación es mayor.

Estas enseñanzas no deben ser tomadas con menos seriedad ni deben ser valoradas en menor medida porque no hayas tenido que pagar un millón de monedas de oro por ellas, ni hayas tenido que estudiar durante una década con un maestro para aprenderlas. Atesóralas y te recompensarán de muchas maneras. Léelas, reléelas, practícalas y compártelas con otros. Cuanto más placer des, más placer recibirás. Cuanto más sanes, más serás sanado. Este es el verdadero secreto de la sexualidad taoísta.

INTRODUCCIÓN

1. Después de leer estos relatos, Herant Katchadourian, M. D., autor del libro de texto *Fundamentals of human sexuality*, concluyó: «Los antiguos chinos comprendían claramente la diferencia entre el orgasmo con y sin eyaculación. Los que dominaron el arte de este último obviaron el periodo refractario [en otras palabras, no perdieron la erección], lo que les posibilitó la participación en coitos prolongados con múltiples orgasmos sin eyaculación».

2. Mientras dirigía sus famosos estudios sobre sexualidad masculina, Kinsey descubrió que «puede tener lugar el orgasmo sin emisión de semen... Estos hombres no tienen problema en reconocer que experimentan orgasmos reales, a pesar de que no eyaculen». Ver Kinsey y colaboradores, *Sexual behaviour in the human male*.

3. Hartman y Fithian, *Any man can*.

4. Natalie Angier, *New York Times*, 3 de Dic. 1992, portada.

CAPÍTULO UNO: TIENES LA PRUEBA EN LOS PANTALONES

1. Mucha de la gente que niega que los hombres puedan tener orgasmos múltiples confunde el orgasmo con la eyaculación. Los pioneros de la investigación sexual William Masters y Virginia Johnson dieron el título de «El orgasmo masculino (eyaculación)» a un capítulo de su libro de 1966, *Human sexual response*. En sus investigaciones descubrieron que sólo un pequeño porcentaje de los sujetos examinados parecían capaces de repetir el orgasmo *después de haber eyaculado*. Sin embargo, Katchadourian explica: «Pruebas más recientes sugieren que los orgasmos repetidos no son raros si el hombre experimenta el orgasmo sin eyaculación». Incluso Masters y Johnson acabaron distinguiendo entre el orgasmo como «contracciones musculares repentinas y rítmicas en el área pélvica y otros puntos del cuerpo que liberan la tensión sexual acumulada y las sensaciones mentales que acompañan a esa experiencia» y la eyaculación como simplemente «la liberación del semen». La sexualidad taoísta siempre ha enseñado a los hombres a tener orgasmos múltiples, no múltiples eyaculaciones.

2. La escuela reichiana de psicoterapia hace una distinción entre el *clímax*, las contracciones musculares de los genitales y el *orgasmo*, definiendo este último como «contracciones que se extienden a todo el cuerpo». Aunque esta distinción es útil para distinguir entre clímax (y orgasmo) y eyaculación, resulta excesivamente rígida. Dentro del *continuum* del placer sexual, la línea entre clímax y orgasmo suele ser difusa. Por tanto, para los propósitos de este libro, hablaremos del clímax (o contracciones genitales) como un aspecto del orgasmo.

3. Dunn y Trost, «Male multiple orgasms: a descriptive study», *Archives of sexual behaviour*.

4. Estos descubrimientos fueron publicados por la revista *Nature*. Voorhies escribe: «El sexo y la muerte son dos aspectos fundamentales de la vida que suelen estar mal comprendidos. A menudo se piensa que están ligados porque la

reproducción requiere que la desviación de los limitados recursos del crecimiento y mantenimiento somático [corporal]. Este desvío de recursos en los animales que se aparean, llamado el costo de la reproducción, suele ser expresado como una reducción de su periodo de vida... La reducción de la duración de la vida en los animales apareados parece estar causada por la producción adicional de esperma y no por la actividad física del apareamiento. Esta conclusión está apoyada en las observaciones de que un cambio que reduzca la producción de esperma aumenta la duración de sus vidas en un 65%, tanto en los machos apareados como en los hermafroditas... Esto contradice la suposición biológica tradicional de que los grandes [óvulos] son mucho más costosos de producir que el pequeño esperma». Wayne A. Van Voorhies, «La producción de esperma reduce el periodo de vida en los nematodos», *Nature* 360 (3 de diciembre de 1992).

CAPÍTULO DOS: CONÓCETE A TI MISMO

1. La medicina occidental ha identificado los siguientes estadios: 1) fase latente (de llenado); 2) estadio tumescente (hinchado); 3) fase de la plena erección; y 4) estadio de erección rígida. Los estadios de la pre y posterección (flácido y detumescente, respectivamente) también son añadidos en algunos casos.

2. Algunos estudios recientes han apuntado la posibilidad de que la vasectomía pueda estar ligada al cáncer de próstata. Aunque todavía no hay una sentencia definitiva, el Dr. Stuart S. Howards escribe en el *Western Journal of Medicine*: «La posible relación entre la vasectomía y el cáncer de próstata debe ser contemplada con escepticismo porque otros dos estudios, uno de ellos con un seguimiento muy largo, no descubrieron ninguna relación. Además, no hay una explicación biológica plausible que explique la relación entre la vasectomía y el cáncer de próstata» (vol. 160, no 2 [Febrero 1994]. Como los médicos desconocen la causa del cáncer de próstata, a la medicina occidental le cuesta explicar la conexión entre ella y la vasectomía.

3. Muchos observadores y escépticos respecto a la sexualidad oriental han confundido erróneamente la eyaculación retrógrada con la no eyaculación prescrita por los taoístas.

CAPÍTULO TRES: CONVERTIRSE EN UN HOMBRE MULTIORGÁSMICO

1. Génesis 38: 8-10. Según la ley bíblica, cuando un hombre moría sin hijos era responsabilidad de su hermano dejar embarazada a su esposa para que siguiera adelante la línea genética.

2. En Occidente, desgraciadamente, la medicina y la moralidad muchas veces han estado conectadas. Desde 1758 con la publicación de *Onania, or a treatise upon the disorders produced by masturbation* por parte del médico suizo S. A. Tissot, la medicina occidental y particularmente la psiquiatría han afirmado sin ningún fundamento sólido que la masturbación causa la locura. Gran parte del argumento se basa en la observación de que los pacientes mentales se masturban. Nadie se ha molestado en preguntarse si la masturbación no sería una parte natural de la sexualidad humana (desinhibida) y si los cuerdos y los locos podrían masturbarse así como comen y duermen (según el Tao, el exceso de eyaculación

tanto en los sanos como en los enfermos puede llevar a un «drenaje cerebral»). Richard von Krafft-Ebing uno de los mejores psiquiatras de su tiempo, en su libro de 1882 *Psychopatia sexualis,* llegó a afirmar que todo sexo no reproductivo era anormal y enfermizo.

3. Kinsey descubrió que el 95 por ciento de los hombres americanos con educación secundaria se habían masturbado antes de los veintiún años. El porcentaje entre los licenciados universitarios era aún mayor.

4. M. Hunt, *Sexual behaviour in the 1970* y «Sexual pleasure», de R. Levin y A. Levin, Redbook, (Sept. 1975), citado por Zilbergeld en *The new male sexuality.*

5. Los investigadores concluyeron que: «La masturbación es como usar textos eróticos y tener pensamientos sexuales frecuentes, no un desfogue sino un componente de la vida sexual activa». Ver Michael et al., *Sex in America.*

6. Con la tecnología moderna, ahora podemos ver el incremento de actividad del esperma que tiene lugar con la excitación sexual. El esperma pasa de un estado de relativa *inmotilidad* a menear las colas a una velocidad fenomenal. Esta energía mecánica es una de la fuentes obvias de energía sexual para los hombres.

CAPÍTULO CUATRO: CONOCE A TU COMPAÑERA

1. Anthony Pietropinto y Jaqueline Simenaut, *Beyond the male myth* (New York: Signet, 1977), citado en Brauer y Brauer, *The ESO esctasy program.*

2. Barbach, *For each other.* Ver también Belzer, Whipple y Moger, «On female eyaculation».

3. Sigmund Freud, fundador de la psicología moderna y en general un brillante teórico, se equivocó mucho en esto. En 1920, argumentaba que el clítoris era una versión inferior del pene y que, por tanto, las mujeres sufrían la llamada «envidia del pene». Concluyó que las mujeres que tenían orgasmos clitoridianos eran sexualmente inmaduras y que las «mujeres de verdad» tenían orgasmos vaginales. ¿Truculento, eh? Desgraciadamente hasta 1953 Kinsey no rescató los orgasmos clitoridianos del estigma de la inmadurez, demostrando que la mitad de las mujeres entrevistadas tenía orgasmos a través de la estimulación del clítoris y que no había pruebas de que fueran menos maduras que las mujeres que tenían orgasmos a través de la estimulación vaginal.

CAPÍTULO CINCO: LA PAREJA MULTIORGÁSMICA

1. Claramente había relaciones de poder en los dormitorios chinos. Entre los nobles, la institución de la poligamia, con sus diversas esposas y concubinas, rebosaba de dinámicas de poder. Además, muchos de los textos taoístas posteriores describen la batalla de los sexos en la cama, pero los primeros estaban más claramente preocupados por el placer (especialmente el femenino) y la salud de ambos participantes.

2. *I Ching.*

3. «La proporción de infectados entre las personas que no componen los grupos de riesgo y sus parejas se estima actualmente en 1/100.000», Institute for Advanced Study of Human Sexuality, *Complete guide to safer sex.*

CAPÍTULO SEIS: SATISFACCIÓN GARANTIZADA

1. Hartman y Fithian.

2. En la década de los cincuenta, el investigador sexual Alfred Kinsey declaró que tres cuartas partes de los hombres eyaculaban dos minutos después del comienzo del coito. La mayoría de las mujeres necesitan mucho más de dos minutos para experimentar un orgasmo, por no hablar de muchos. Veinticinco años después, el *Redbook report of female sexuality* informó de que tres cuartas partes de las mujeres entrevistadas tenían orgasmos regulares durante el coito y que la mayoría de ellas necesitaban al menos entre seis y diez minutos de movimientos pélvicos (Tavris y Sadd, *The redbook report on female sexuality*, New York: Delacorte Press, 1977). Según una encuesta sobre sexualidad patrocinada por la Universidad de Chicago, el 79 por ciento de los hombres y el 86 por ciento de las mujeres que la respondieron dijeron que habían estado haciendo el amor durante más de quince minutos la última vez que lo hicieron. El 20 por ciento de los hombres y el 15 por ciento de las mujeres afirmaron haber dedicado más de una *hora* a hacer el amor en la última ocasión (Michael et al. *Sex in America*). Esto no indica la cantidad real de tiempo dedicada al coito, pero, a pesar de ello, estas cifras siguen siendo muy distintas de los descorazonadores hallazgos de Kinsey sobre la brevedad de la sexualidad americana hace cincuenta años.

3. Big Bang (Gran Explosión) es el nombre de la teoría más comúnmente aceptada en la actualidad para explicar el origen del Universo. En este caso se refiere al orgasmo genital con eyaculación. (*N. del T.*)

4. El estudio está basado en una información recogida por ochocientas cinco enfermeras profesionales, de las cuales el 42,7 por ciento eran multiorgásmicas. Esta investigación se publicó en *Psychology Today* (vol. 25, núm. 4 [Julio-agosto, 1992]: 14).

5. Una empresa que suministra aparatos médicos electrónicos ha desarrollado un ordenador de retroalimentación con una protuberancia con forma de tampón que puede ser introducida en la vagina para indicarle a la mujer la fuerza de sus contracciones. Este pequeño ordenador vale más de mil dólares, pero en realidad, todo lo que necesitas para fortalecer la totalidad de la vagina es un huevo de piedra como los que han usado las taoístas durante miles de años.

6. Las tradiciones sexuales orientales han reconocido que las mujeres pueden eyacular. En los últimos veinte años, la eyaculación femenina ha sido confirmada en laboratorio (ver Ladas et al. *The G spot*), filmada en vídeo, embotellada y analizada. Aunque su origen y funciones no están muy claras, el análisis químico de los fluidos eyaculatorios femeninos sugiere que su composición es similar a la de los fluidos eyaculatorios masculinos (ver capítulo 4).

7. Mead concluyó que ante la falta de expectativa social acerca del orgasmo, las mujeres arapash no lo experimentaban realmente. Esta es otra explicación posible: las mujeres arapash pueden haber estado experimentando lo que nosotros, en Occidente y en nuestros laboratorios llamaríamos orgasmo, pero sin llamarlo así. También puede ser el caso de muchas mujeres occidentales, como ha señalado Lonnie Barbach.

8. Barbach, *For each other*.

CAPÍTULO SIETE: YANG Y YANG

1. Tannahill, *Sex in history*.
2. Stephen T. Chang, *The Tao of sexology*.

CAPÍTULO OCHO: ANTES DE LLAMAR AL FONTANERO

1. *The secrets of the jade chamber*, citado en Jolan Chang, *The Tao of love and sex*.
2. Tanagho y McAninch, *Smith's general urology* (Collins et al., 1983; Legros, Mormont, and Servais, 1978; Montague et al., 1979; Spark, White, and Connolly, 1980).
3. Hay tratamientos tales como aparatos de vacío, inyecciones intracavernosas de vasodilatadores y prótesis para el pene que permiten a los hombres con problemas sexuales orgánicos seguir teniendo erecciones.
4. Los relatos sobre prolongación del pene no son nuevos. En una novela clásica del siglo XVII, *The carnal prayer mat*, Li Yu describe la implantación quirúrgica de un pene de perro al protagonista para aumentar su dotación natural. Sea una historia real o simplemente la fantasía del autor, es muy posible que hubiera médicos chinos que, de forma similar a los cirujanos plásticos actuales, estuvieran más motivados por el dinero que por la medicina. Sin duda, también había hombres, entonces y ahora, que estaban dispuestos a pasar por el bisturí con la esperanza de poder aumentar su «hombría».
5. Los Brauers también citan un estudio llevado a cabo en Inglaterra en 1975 que informó de aumentos aparentemente permanentes en el tamaño del pene masculino después de realizar ciertos ejercicios.
6. La investigación de Niels Skakkebaek y el «testimonio» de Louis Gillette en el Congreso americano fueron publicados por la revista *Newsweek* en un artículo titulado «The estrogen complex» (21 de marzo de 1994).
7. Tanagho y McAninch, *Smith's general urology*.

CAPÍTULO NUEVE: HACER EL AMOR DURANTE TODA UNA VIDA

1. Kinsey et al., *Sexual behaviour in the human male*.
2. Winn and Newton, 1982. Citado en Katchadourian, *Fundamentals of human sexuality*.
3. Más del 75 por ciento de los hombres de edades comprendidas entre los sesenta y uno y los setenta y un años participaban en el coito al menos una vez al mes; asimismo, el 37 por ciento de los que tenían entre sesenta y uno y sesenta y cinco años y el 28 por ciento de los que tenían entre sesenta y seis y setenta y uno lo hacían al menos una vez a la semana. Entre los de edades comprendidas entre sesenta y seis y setenta y uno, sólo el diez por ciento de los hombres (y el 5 por ciento de las mujeres) afirmaban *no* tener deseo sexual. Encuesta llevada a cabo por una revista del consumidor sobre una muestra de 4.246 hombres y mujeres. Citada en *Fundamentals of human sexuality*, Katchadourian.
4. Dunn y Trost, «Male multiple orgasms».
5. Masters y Johnson, *Human sexual inadequacy*. Boston: Little Brown, 1970.
6. Ann Landers dirigió una encuesta entre 141.000 hombres y mujeres de eda-

des comprendidas entre los diecisiete y los noventa y tres años. Descubrió que el 82 por ciento de los encuestados hallaban el sexo después del matrimonio mucho menos placentero. Citado por Brauer y Brauer, *The ESO ecstasy program*.

7. Zilbergeld, *The new male sexuality*.

8. Kinsey et al. *Sexual behaviour in the human male*.

9. *Time*, 15 de febrero de 1993. Helen Fischer, autora de *Anatomy of love*, afirma respecto a las endorfinas que: «Esa es una de las razones por la que nos sentimos tan mal cuando somos abandonados o un amante muere. No recibimos nuestra ración diaria de narcóticos».

10. Chuck Norris, *The secret of inner strength* (Charter, 1989), citado por Zilbergeld, *The new male sexuality*. El libro de Bernie Zilbergeld contiene una soberbia exposición de lo que los hombres pueden hacer por sus hijos. Comenta el problema mucho más extensamente de lo que lo hacemos aquí y hace sugerencias especialmente válidas para los padres que están intentando superar los años de separación y ausencia, y para padres divorciados.

11. Según el Tao, la contracción y la expansión, la pulsación que llamamos orgasmo, está ocurriendo continuamente en el universo. Por esa razón el orgasmo a veces nos parece una experiencia «oceánica» que nos hace sentirnos uno con el universo. Nos sentimos «unificados» porque lo estamos.

CAPÍTULO UNO

CAPÍTULO DOS

CAPÍTULO TRES

CAPÍTULO CUATRO

CAPÍTULO CINCO

264

EL HOMBRE MULTIORGÁSMICO

EJERCICIO FEMENINO

LIBROS E INSTRUCTORES DEL TAO SANADOR

Las prácticas sexuales descritas en este libro forman parte de un sistema completo de desarrollo físico, emocional y espiritual llamado el Tao Sanador, basado en enseñanzas prácticas de la tradición taoísta. A continuación se presenta una lista de otros libros escritos por Mantak Chia sobre esta materia.

LIBROS

Despierta la energía curativa a través del Tao

Despierta la luz curativa a través del Tao (con Maneewan Chia)

Nei Kung de la médula ósea (con Maneewan Chia)

Chi Nei Sang, técnicas de masaje Chi para órganos internos (con Maneewan Chia)

Sistema taoísta de rejuvenecimiento

Fusión de los cinco elementos (con Maneewan Chia)

Amor curativo a través del Tao: cultivando la energía sexual femenina (con Maneewan Chia)

Chi Kung camisa de hierro: ejercicio para los órganos internos

Secretos taoístas del amor: cultivando la energía sexual masculina (con Michael Winn)

Sistemas taoístas para transformar el estrés en vitalidad

INSTRUCTORES

Existen unos tres mil instructores del Tao Sanador en todo el mundo que imparten clases y seminarios en prácticas diversas, desde kung fu sexual a tai chi y chi kung. Para más información sobre los instructores y seminarios de tu zona, contacta con el Healing Tao Center, 1205 O'Neill Highway, Dunmore, PA 18512, EE.UU. (tel. 07 1 717 3484310; fax: 07 1 717 3484313), o con el International Healing Tao Center, 274 Moo 7, Laung Nua, Doi Saket, Chiang Mai 50220, Tailandia (tel. 07 66 53 495 596; fax: 07 66 53 495 852). Asimismo te facilitamos nombres y direcciones de todos los instructores en otras áreas: Michele Juin, Loma Vista Thermosa 118, Mexico City 05100, Mexico (tel. 07 52 5 259 1581). Ricardo J. Ramírez García, Jesus K. Rojas 4005, Guadalajara Jalisco 45120, Mexico (tel. 07 52 3 823 0285; fax: 813 1765). Flora Najafi, Bamboleo Av Perez Garga s/n, Pto. Escondito, Oaxaca, Mexico (tel. 07 52 9 582 0993). Ely Amorim do Britto, Campo Grande edif. Mansao da Avenida, Apt. 202, Salvador Bahia 40000, Brasil (tel. 07 55 71 245 7551; Em: elybritt@interlique.combr). Dean Jones, 68 Buckingham Road, Kensington 2094, Johannesburg, Sudáfrica (tel. 07 27 11 616 4659).

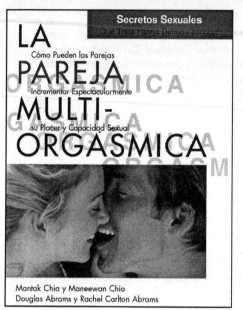

Secretos Sexuales
Que Toda Pareja Debería conocer

LA
PAREJA
MULTI-
ORGASMICA

Cómo Pueden las Parejas
Incrementar Espectacularmente
su Placer y Capacidad Sexual

Mantak Chia y Maneewan Chia
Douglas Abrams y Rachel Carlton Abrams

SECRETOS SEXUALES QUE TODA PAREJA DEBERÍA CONOCER

Por

MANTAK CHIA Y MANEEWAN CHIA,

DOUGLAS ABRAMS Y RACHEL CARLTON ABRAMS

En este libro, tu pareja y tú aprenderéis:

- Cómo hacer que la mujer tenga múltiples orgasmos regularmente y supere las dificultades para tener orgasmos.
- Cómo hacer que el hombre tenga múltiples orgasmos sin perder la erección y supere sus problemas de erección y eyaculación precoz.
- Cómo ambos pueden disfrutar orgasmos más largos e intensos extendidos a todo el cuerpo, y tener más deseo, energía y creatividad.
- Cómo armonizar el deseo masculino y femenino para satisfacerse mutua y plenamente, y las artes del masaje genital, el sexo oral y los movimientos de penetración.
- Cómo el sexo puede ser curativo y mantenerte joven, y posiciones sexuales que favorecen la sanación y la armonización.
- Cómo conectar el amor y el deseo y cultivar el amor mutuo.
- Cómo experimentar la unión del alma y el orgasmo del alma, y la importancia de la sexualidad para la relación espiritual.
- Cómo mantener la carga sexual en tu relación y cultivar la pasión y el placer a lo largo de toda una vida de encuentros amorosos.

Si deseas recibir información gratuita
sobre nuestras novedades

. Llámanos

o

. Manda un fax

o

. Manda un e-mail

o

. Escribe

o

. Recorta y envía esta página a:

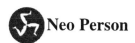Neo Person

C/ Alquimia, 6
28935 Móstoles (MADRID)
Tels.:   91 614 53 46 - 91 614 58 49
Fax: 91 618 40 12
e-mail: alfaomega@sew.es

Nombre: ....

Primer apellido: ....

Segundo apellido: ....

Domicilio: ....

Código Postal: ....

Población: ....

País: ....

Teléfono: ....

Fax: ....

El hombre multiorgásmico